Renate Burger
Keyvan Davani

Schwarzbuch ZIGARETTE

Rauchen
gefährdet
Ihr Bewusstsein

UEBERREUTER

ISBN 3-8000-7208-4
ISBN 978-3-8000-7208-8

Covergestaltung: Stefan Wassak

Druck: Druckerei Theiss GmbH, A-9431 St. Stefan i. Lav.
1 2 3 4 5 6 7

Ueberreuter im Internet: www.ueberreuter.at

Inhalt

„Optimistically, one may even wonder if the recent events might offer the tobacco industry a renewed chance to come to its senses, abandon marketing of lethal tobacco products, and use its formidable bio-pharmaceutical expertise to enter, at least in part, the field of medicinal drug research? We urgently need new antibiotics. We need to replace nicotine with a safe substance for use in smoking cessation. The tobacco plant itself offers an impressive array of nutritional and pharmaceutical opportunities. Tobacco protein is the highest quality protein known and could be made available to protein-starved developing nations, while allowing tobacco farming to continue. A substantial portion of the industry's profits derives already from its diversification into the food sector. A few progressive CEOs could transform the tobacco industry so that it would serve life instead of death."

(„Optimistisch kann man sich sogar die Frage stellen, ob die jüngsten Ereignisse der Tabakindustrie nicht eine neue Möglichkeit bieten, zur Vernunft zu kommen und die Vermarktung tödlicher Tabakprodukte einzustellen und stattdessen ihr hervorragendes biopharmazeutisches Wissen dafür einzusetzen, zumindest teilweise in den Bereich der Medikamentenforschung einzusteigen. Wir brauchen dringend neue Antibiotika. Wir müssen Nikotin durch eine sichere Substanz ersetzen, die bei der Raucherentwöhnung eingesetzt wird. Die Tabakpflanze selbst bietet eine beeindruckende Vielfalt ernährungswissenschaftlicher und pharmazeutischer Möglichkeiten. Das Tabakprotein ist als qualitativ sehr hochwertiges Protein bekannt und könnte Entwicklungsländern mit hohem Proteinmangel zur Verfügung gestellt werden, während gleichzeitig der Tabakanbau fortgesetzt werden könnte. Ein erheblicher Anteil der Profite der Industrie stammt bereits heute aus ihrer Diversifizierung auf dem Nahrungsmittelsektor. Einige fortschrittliche CEOs könnten die Tabakindustrie so umbauen, dass sie dem Leben und nicht dem Tod dient.")

Dr. Karl Heinz Ginzel, emeritierter Professor
für Toxikologie und Pharmakologie/USA

Einleitung

Was ist aus dem ursprünglichen Naturprodukt Tabak geworden?
Das vorliegende Buch gibt einen detaillierten Einblick in die Entwicklung der Zigarette: Ausgehend vom ursprünglichen Naturprodukt bis hin zum derzeit am Markt angebotenen, hochtechnologischen Nikotinverabreichungsprodukt wird jener Weg nachgezeichnet, der deutlich werden lässt, wie skrupellose Geschäftemacher ein gefährliches und tödliches Produkt noch gefährlicher gemacht haben.
Ein Blick hinter die Kulissen der gigantischen Wirtschaftsmacht der Tabakindustrie, die ein Produkt vertreibt und bewirbt, das bei bestimmungsgemäßem Gebrauch einen Großteil der KonsumentInnen süchtig und krank macht und künftige Generationen bereits frühzeitig schädigt, ist ebenso ernüchternd wie die Tatsache, dass nationale und internationale Behörden und ExpertInnen die ihnen übertragene Verantwortung für das gesundheitliche Wohl der Bevölkerung oft nur unzureichend wahrnehmen oder hinter die wirtschaftlichen Interessen einer Industrie zurückstellen. Der einflussreichen Tabaklobby, die zum Teil Methoden jenseits der Legalität einsetzt, geht es nicht um das Wohlergehen ihrer KundInnen, sondern vor allem darum, möglichst viele KonsumentInnen, besonders Kinder und Jugendliche, in eine dauerhafte und starke Abhängigkeit vom

Produkt Zigarette zu bringen. Dies gelingt mit psychologisch stark manipulativen Zigarettenmarken und Werbekampagnen, welche die unbewussten emotionalen Bedürfnisse der KonsumentInnen gezielt anpeilen.
Themen, die in den Medien kaum oder nur unzureichend angesprochen werden, sind hier erstmals in vollem Umfang dargestellt: der Stellenwert von Verhaltensforschung und psychologischen Studien bei der Entwicklung von zielgruppenspezifischem Marketing; oder mit welchen Konsequenzen die Tabakindustrie Zigaretten Zusatzstoffe beifügt und welche Technologien sie zur Suchtsteigerung verwendet. Aber auch die neuesten Erkenntnisse aus den ehemals geheim gehaltenen Forschungen der Tabakindustrie über die Gesundheitsschädigungen durch Aktiv- und Passivrauchen sowie über die Nikotinsucht, das Wissen um überhöhte Pestizidrückstände und Radioaktivität im Zigarettenrauch und die Manipulation von Messmethoden werden ausführlich behandelt. Sichtbar gemacht werden auch der Umgang unserer Gesellschaft mit der Droge Nikotin sowie die Auswirkungen des Tabakkonsums auf die Gesundheit der Menschen.
Die Hintergrundinformationen über das Geschäftsgebaren und die Marketingstrategien der Tabakkonzerne stammen aus den zahlreichen internen Dokumenten, die im Zuge mehrerer Gerichtsprozesse in den USA erstmals an die Öffentlichkeit gelangten. Bestätigt werden diese Fakten durch Zeugenaussagen von Tabakindustrie-Insidern wie WissenschafterInnen und leitenden Angestellten der Tabakkonzerne sowie durch Gutachten von internationalen ExpertInnen und „Tobacco Control Advocates". Diese Dokumente, die mittlerweile großteils über das Internet einsehbar sind, belegen, dass es sich

nicht um ein zufälliges Aufeinandertreffen von Fakten und Folgewirkungen handelt.
Dass diese Fakten nun auch der breiten Öffentlichkeit der TabakkonsumentInnen in voller Tragweite bekannt werden, ist Anliegen des vorliegenden Buchs.
Denn obwohl von Unternehmen und Verbänden wie den Tabakkonzernen immer wieder folgenschwere Tatbestände wie Körperverletzungen, Umweltschäden oder Wirtschaftsdelikte ausgehen, hat dies bislang für die Verursacher kaum strafrechtliche Konsequenzen.

Erst langsam wird auf politischer Ebene, ausgehend von der Europäischen Union, verstanden, dass die Folgen der Tabaksucht gravierend sind: Sie hat massive Auswirkungen auf die Gesundheit und verursacht volks- und betriebswirtschaftliche Kosten in Milliardenhöhe. Dadurch wird ersichtlich, dass es notwendig ist, dieses Tabuthema an der Wurzel zu packen, zum Beispiel mittels reformatorischer Richtlinien oder durch gesetzliche Maßnahmen. Auch die Weltgesundheitsorganisation (WHO) macht diesbezüglich Ernst, und zwar mit dem weltweiten Inkrafttreten der Rahmenkonvention zur Tabakkontrolle, in der erstmals auch (strafrechtliche und zivilrechtliche) Haftungs- und Schadenersatzbestimmungen der Länder enthalten sind. Dieses Rahmenabkommen muss von den einzelnen Ländern jedoch noch ratifiziert und mit unterzeichneten Zusatzprotokollen durchgeführt und umgesetzt werden. Denn erst durch die Möglichkeit, Untersuchungsausschüsse zur Aufdeckung der Vorgehensweise der Tabakkonzerne einzusetzen und Prozesse gegen sie zu führen, kann auch eine Änderung der Gesetzgebung erreicht und Verbraucherschutz wirksam werden.

1. Fakten

Rauchen stellt eine der größten Gesundheitsgefahren der modernen Gesellschaft dar. Tabakkonsum gilt mittlerweile als die zweithäufigste Todesursache weltweit. Wird der aktuelle weltweite Trend zum Tabakkonsum nicht gestoppt, werden laut Prognosen der Weltgesundheitsorganisation (WHO) in den nächsten Jahren 650 Millionen Menschen durch den Konsum von Tabak – vor allem in Form von Zigaretten – sterben, etwa die Hälfte davon im mittleren Lebensalter, mit einem Verlust von 20 bis 25 produktiven Lebensjahren.

Die Tabakindustrie ist ein Wirtschaftszweig mit enormen Umsatzzuwächsen: 1900 wurden weltweit 50 Milliarden Zigaretten geraucht, 1940 waren es bereits 1.000 Milliarden und im Jahr 2000 schon 5.500 Milliarden Stück. In den vergangenen 30 Jahren hat sich der Anteil der RaucherInnen zwar von 45 auf 30 Prozent verringert, derzeit stagnieren diese Zahlen jedoch. Für Westeuropa erwartet die Europäische Union in den nächsten Jahren einen weiteren Rückgang des Tabakkonsums um bis zu 10 Prozent. Global – vor allem in den Entwicklungsländern – wird hingegen mit einem weiteren Anstieg der Raucherquote gerechnet.

Besonders auffällig ist der Umstand, dass die Raucherquote unter Jugendlichen, Frauen und sozial schwachen

Gruppen zunimmt. 2004 rauchten jeden Tag ca. 4.000 Kinder und Jugendliche in den USA ihre erste Zigarette. Österreich hält innerhalb Europas einen höchst unerfreulichen Rekord: 40 Prozent der 15-jährigen Buben und sogar 50 Prozent der 15-jährigen Mädchen rauchen regelmäßig, obwohl für diese Altersgruppe generelles Rauchverbot besteht. Damit hat sich der Anteil der täglich rauchenden Mädchen seit 1990 verdoppelt. Das Einstiegsalter liegt im Durchschnitt bereits bei 13 Jahren. Die Weltgesundheitsorganisation (WHO) geht davon aus, dass von den geschätzten 1,4 Milliarden RaucherInnen weltweit derzeit täglich 13.500 Menschen bzw. 4,9 Millionen Menschen pro Jahr an den Folgen des Tabakkonsums versterben. Allein in der Europäischen Union sind es etwa 3.400 Todesfälle pro Tag. In Deutschland sterben mehr Menschen durch Zigarettenrauchen als durch Alkohol, illegale Drogen, Verkehrsunfälle, Aids, Morde und Selbstmorde zusammen: Jährlich fordert das Rauchen in der Bundesrepublik Deutschland schätzungsweise 110.000 – 140.000 Opfer.
Die Gefahren durch Tabakkonsum sind mittlerweile wissenschaftlich unumstritten: Zu den ersten spürbaren Schädigungen bei langfristigem Konsum gehören Herzunregelmäßigkeiten und Schmerzen im Herzbereich. Neben Herz-Kreislauf-Erkrankungen (etwa Verengung und Verkalkung der Blutgefäße, Thrombosen, Herzinfarkt) treten Schäden des Magen-Darm-Trakts (Zwölffingerdarmgeschwüre), des Nervensystems (Sehbehinderungen) und der Atmungsorgane (Bronchitis, Raucherhusten) auf. RaucherInnen haben nicht nur ein zehnmal höheres Risiko, an Lungenkrebs zu erkranken, begünstigt werden auch Tumore der Mundhöhle, des Kehlkopfs, der Speiseröhre, der Bauchspeicheldrüse,

der Niere und der Blase. Rauchen ist die Hauptursache für die kontinuierliche Zunahme an Lungenkrebsfällen in den vergangenen 50 Jahren. Etwa 90 Prozent der Lungenkrebsfälle sind, laut Epidemiologen, eindeutig auf das Rauchen zurückzuführen – betroffen sind vor allem aktive RaucherInnen, aber auch Ex-RaucherInnen und PassivraucherInnen.

Die toxischen Tabakinhaltsstoffe, die mittlerweile als Krebs erregend identifiziert wurden, schädigen das Erbgut der Zelle, führen zu Mutationen und legen so den Keim für die Krebsentstehung. Die höchsten Krebsraten in Industrieländern verzeichnen die USA, gefolgt von Italien, Australien, Deutschland, den Niederlanden, Kanada und Frankreich. In Österreich trifft die Diagnose Lungenkrebs jedes Jahr etwa 3.000 PatientInnen – rund 2.000 Männer und ca. 1.000 Frauen. Weltweit ist Lungenkrebs die häufigste Krebsform mit jährlich rund 1,2 Millionen neuen Fällen. Auch in der EU-Gesamt-Krebsstatistik führt der Lungenkrebs in der Sterblichkeit vor allen anderen Krebserkrankungen. Laut den Angaben der WHO fokussieren die Krebspräventionsaktivitäten auf die häufigsten Krebsursachen, Ernährung und Tabak, da diese Faktoren allein im Jahr 2000 für 43 Prozent aller Krebstode, das sind rund 2,7 Millionen Menschen, und für 40 Prozent aller neuen Fälle (rund vier Millionen Menschen) verantwortlich waren.

Aktuelle Forschungen weisen auch darauf hin, dass Rauchen gravierende Folgeschäden verursacht – bislang ist nicht bekannt, ob diese reversibel sind: So kann Tabak durch Schädigung der Blutgefäße im Gehirn (Vaskularisation) zu einem Nachlassen der geistigen Fähigkeiten führen und es wird mittlerweile sogar vermutet, dass Nikotin die Nervenzellen angreift. In Studien konnte nachgewiesen werden, dass Nikotin regenerierte Nervenzellen abtötet und die neuronale Produktion im Hippocampus – jenem Teil des Gehirns, in dem alle Informationen und Erinnerungen gespeichert werden – um 50 Prozent reduziert. Gedächtnisstörungen und gravierende kognitive Störungen sind die Folge. Die Wissenschaft spricht mittlerweile sogar von einem möglichen Zusammenhang zwischen Nikotinkonsum und der zunehmenden Anzahl an Alzheimer-Erkrankungen.

Der im Jahr 2004 von der obersten Gesundheitsbehörde in den USA, Surgeon General, herausgegebene Bericht „The Health Consequences of Smoking" bestätigt, dass Rauchen jedes Organ schädigen kann, viele Krankheiten begünstigt und insgesamt die Gesundheit beeinträchtigt. Erkrankungen von Raucherinnen und Rauchern sind oft viel schwerwiegender und dauern länger, sodass meist auch längere Krankenhausaufenthalte erforderlich sind als bei Nichtrauchern und Nichtraucherinnen, was wiederum zu höheren Krankheitskosten und Kosten durch Produktivitätsausfälle führt.

Die jährlichen, dem Tabakkonsum zuordenbaren Ausgaben im Gesundheitswesen machen weltweit zwischen 6 und 15 Prozent der gesamten Gesundheitsausgaben aus – in Österreich betragen diese rund 17 Milliarden Euro. Die Krankheitskosten und Produktivitätsverluste durch Tabakkonsum in Deutschland liegen bei rund 40 Milliarden Euro pro Jahr, in den USA betragen die Kosten für medizinische Hilfe und Produktivitätsausfälle derzeit schon 157 Milliarden Dollar. Vorsichtigen Schätzungen zufolge belaufen sich diese Kosten in der EU auf jährlich 98 bis 130 Milliarden Euro, was 1,04 bis 1,39 Prozent des Bruttoinlandsprodukts der EU im Jahr 2000 entspricht.

Diesen enormen Kosten für die Folgewirkungen des Rauchens stehen die beachtlichen Einnahmen durch den Verkauf von Tabakprodukten gegenüber: In Ländern wie Österreich, wo das Rauchen eine lange Tradition hat, sind die Einnahmen aus der Tabaksteuer seit jeher fixer Bestandteil der staatlichen Budgetplanung. 1784 wurde von Joseph II. das staatliche Monopol auf den Tabakhandel, von dem sich der österreichische Staat erst 2001 mit dem Verkauf der Austria Tabak an die britische Gallaher-Gruppe trennte, begründet. Schon damals galt das Motto: „Unter der Obhut des Staates, zum Wohle der öffentlichen Finanzen." Allein seit dem Inkrafttreten des neuen Tabaksteuergesetzes 1995 wurde die Tabaksteuer in Österreich neunmal erhöht. In Österreich beträgt die Tabaksteuer derzeit 57 Prozent, weiters sind 20 Prozent Mehrwertsteuer zu entrichten und die Trafikantenspanne macht 14 Prozent aus (festgelegt vom Parlament). Damit machen die Steuern rund zwei Drittel vom Preis einer Zigarettenpackung aus. Laut Statistik Austria betragen die bundesweiten Einnahmen aus der Tabaksteuer pro Jahr um die 1,3 Milliarden Euro. Mittlerweile machen sich zwar auch hier die Preiserhöhungen und der zunehmende Schmuggel bemerkbar, sodass diese Einkünfte empfindliche Einbußen erfahren – doch noch immer ist der Tabakkonsum ein lukratives Geschäft: So verdienen die EU-Finanzminister derzeit gemeinsam etwa 63 Milliarden Euro an den rund 600 Milliarden verkauften Glimmstängeln.

Die Güter Alkohol und Tabak stellen einen besonderen Problembereich in der Europäischen Union dar, da sich ein Konflikt zwischen dem Schutz der Gesundheit der Bevölkerung und den Freiheiten des Binnenmarktes ergibt: Einerseits werden Alkohol- und Tabakgesetze

festgelegt und die Bekämpfung von Missbrauch ist ein Anliegen der EU und wird gefördert, andererseits werden aus dem Budget der Gemeinsamen Agrarpolitik (GAP) weitaus umfangreichere Beträge in Form von Subventionen für die Tabakproduktion aufgewendet. Die EU erlässt Werbeverbote, verordnet Warnhinweise und gibt pro Jahr rund 72 Millionen Euro für Nichtraucherkampagnen aus – die jährliche Subvention für die ca. 100.000 Tabakbauern der EU beträgt rund 1.000 Millionen Euro, ein Verhältnis, das sehr unausgewogen ist. Auch in den einzelnen EU-Mitgliedsstaaten gibt es ein ähnliches Missverhältnis: In einem Bundesland wie Oberösterreich (etwa 1,4 Millionen EinwohnerInnen) werden vom Staat jährlich ca. 148 Euro Tabaksteuer pro EinwohnerIn eingenommen. Für die Suchtprävention fallen magere 0,87 Euro pro EinwohnerIn im Jahr ab.
Die EU ist auch Nettoimporteur von Rohtabak und mit einem Weltmarktanteil von 20 Prozent Nettoexporteur von Tabak-Fertigerzeugnissen. Und obwohl der Tabakanbau in der EU nur geringe landwirtschaftliche Bedeutung hat – die jährliche EU-Tabakproduktion beträgt derzeit ca. 180.000 Tonnen, das sind rund 6 Prozent der Weltproduktion –, ist Tabak in Europa die Nutzpflanze mit den höchsten Subventionen.
Erst allmählich reagiert Brüssel auf diese schiefe Optik: Ab 2006 wurden die Subventionen für die Tabakbauern in der Europäischen Union um 30 Prozent gekürzt, vier Jahre danach nochmals um weitere 50 Prozent.

Aufhören zahlt sich aus – für die Gesundheit und für die Brieftasche:

Egal in welchem Alter man sich entscheidet, mit dem Rauchen aufzuhören – es ist in jedem Fall der Gesundheit förderlich. Das Center of Disease Control in den USA beschreibt die gesundheitlichen Konsequenzen nach dem Konsum der letzten Zigarette:

---

20 Minuten – die Herzfrequenz sinkt

---

12 Stunden – der Kohlenmonoxidgehalt im Blut normalisiert sich

---

2 Wochen bis 3 Monate – das Herzinfarktrisiko sinkt und die Lungenfunktion verbessert sich

---

1 Jahr – das Risiko einer Herz-Kreislauf-Erkrankung ist nur noch halb so hoch wie bei Raucherinnen und Rauchern

---

10 Jahre – das Risiko der Erkrankung an spezifischen Krebsarten nimmt ab

---

15 Jahre – das Risiko einer Herz-Kreislauf-Erkrankung ist gleich hoch wie bei Nichtraucherinnen und Nichtrauchern

---

Nichtrauchen zahlt sich aus:

Durchschnittliche RaucherInnen, die eine Packung Zigaretten pro Tag rauchen, investieren in einer Zeitspanne von ca. 50 Jahren rund 60.000 Euro in die Tabakindustrie!

2. Kleine Geschichte der Zigarette

Erste Hinweise auf Tabakkonsum durch den Menschen finden sich in Südamerika: Schon vor etwa 15.000 Jahren verwendeten die Indianer – die von den Europäern als primitiv erachteten Ureinwohner des Kontinents – Blüten und Blätter des zur Kulturpflanze gemachten Nachtschattengewächses „Nicotiana Rustica".
Erst Ende des 15. Jahrhunderts gelangte der Tabak nach Europa. Das immense Ausmaß an gesundheitlichen Schäden, welche die Einfuhr des Tabaks auf dem Alten Kontinent auslösen sollte, war damals noch nicht vorhersehbar!

Tabak wurde von den Indianern vor allem aus religiösen oder spirituellen Gründen konsumiert. Das Nikotin wurde damals auf alle möglichen Arten eingenommen: durch Schlecken, Trinken oder Saugen über den Magen-Darm-Trakt, über das Auge, sogar über den Darm (rektal) oder eben über die Luftwege wie beim Rauchen. Das Rauchen wurde bald zur häufigsten Verabreichungsform: Tabakrauch galt als rituelles Reinigungsmittel, der Rauch hatte spirituelle Bedeutung und sollte den Kontakt mit den Göttern herstellen. Die Schamanen vieler südamerikanischer Indianerstämme verwendeten Tabak, um in die Welt der Geister reisen zu können und die Seelen Kranker auf die Erde zurückzubringen. Das im Tabak

enthaltene Gift und Alkaloid[1] Nikotin diente, neben anderen Rauschmitteln, dazu, Bewusstseins- und Wahrnehmungsänderungen hervorzurufen. Darüber hinaus wurde Tabak auch zu medizinischen Zwecken verwendet. Die Blätter der Tabakpflanze galten als Abwehrzauber gegen böse Geister und Krankheiten sowie als Schutz vor Schlangen und Insekten. Beim damals konsumierten Tabak handelte es sich um *„Nicotiana Rustica"*, eine Tabaksorte, die einen viel höheren Nikotingehalt aufweist als *„Nicotiana Tabacum"*, der heute in kommerziellen Tabakwaren enthalten ist.
Ende des 15. Jahrhunderts gelangte der Tabak durch Christoph Columbus nach Spanien und verbreitete sich innerhalb eines Jahrhunderts über ganz Europa. Ausschlaggebend für diese rasche Ausbreitung war die Tatsache, dass die medizinische Gesellschaft der Alten Welt den Tabak als lang gesuchtes Wundermittel der mittelalterlichen Alchimie betrachtete und seinen Konsum euphorisch befürwortete: Die Ärzte des 16. und 17. Jahrhunderts empfahlen das Tabakrauchen als Mittel gegen alle möglichen Beschwerden und Krankheiten, angefangen von Blähungen bis hin zur Beulenpest. Benannt wurde die neue Modepflanze nach dem französischen Botschafter in Portugal JEAN NICOT, der großen Anteil an der raschen Verbreitung des Tabaks in Europa hatte.
Zunächst wurde der Tabak vorwiegend in Form des Schnupf- oder Kautabaks konsumiert. Erst im 19. Jahrhundert kam das Rauchen von Tabak durch Zigarre und Pfeife in Mode. Die Zigarette wurde zwar bereits 1863

1 Alkaloide sind organische, meist basische und stickstoffhaltige Verbindungen, die in Pflanzen – seltener auch in Pilzen und Tieren – auftreten. Die meisten Alkaloide sind sehr giftig, etliche sind Rauschgifte.

erfunden, setzte sich aber erst mit der Wende zum 20. Jahrhundert durch.
Eine kleine Zeitreise zum Ende des 19. Jahrhunderts verrät mehr über das globale Massenphänomen Rauchen: Im Jahr 1880 erfand ein Teenager namens JAMES ALBERT BONSACK den ersten Prototypen für die serienmäßige Produktion von filterlosen „Zigaretten", für den er mit 21 Jahren das lang ersehnte Patent erhielt. Bei maximaler Auslastung konnte diese erste funktionierende Maschine mehr als 200 Zigaretten pro Minute herstellen, eine Menge, für die damals 40 bis 50 Arbeiter notwendig waren. Die Weiterentwicklung dieser Serienmaschine ging schnell voran, sodass immer bessere und größere Maschinen für die Massenproduktion von Zigaretten hergestellt werden konnten.
Der legendäre BUCK DUKE baute Ende des 19. Jahrhunderts das erste gewaltige Tabakimperium in den USA auf, indem er die vier zur damaligen Zeit führenden Tabakkonzerne aufkaufte und so die American Tobacco Company begründete. Dies gelang ihm mit Hilfe einer Armee von Anwälten, Lobbyisten und Senatoren, die er zu Aktionären seines Unternehmens machte, und gegen den Widerstand der Gesetzgeber, die versuchten, den freien Zigarettenverkauf – vor allem an Jugendliche – zu unterbinden. Da DUKE jedoch gegen kartellrechtliche Gesetze verstieß, wurde sein Imperium letztlich zerschlagen und im Jahr 1911 trat R. J. REYNOLDS in seine Fußstapfen.
Die umfassende globale Massenproduktion und -vermarktung der Zigarette begann mit dem Ersten und Zweiten Weltkrieg, was maßgeblich durch die kostenlose Ausgabe von Zigaretten an Soldaten vorangetrieben wurde: So wurden an die Soldaten im Zweiten Weltkrieg

Freirationen an Zigaretten verteilt, da man annahm, diese würden Mut machen.
Ab diesem Zeitpunkt stieg der weltweite Zigarettenkonsum unübersehbar an: Während der jährliche Pro-Kopf-Zigarettenkonsum im Jahr 1900 bei ungefähr 49 Stück lag, stieg er bis zum Jahr 1930 auf 1.300 Zigaretten und im Jahr 1950 auf 3.000 Stück an. Europaweit vervierfachte sich der Zigarettenkonsum im Zweiten Weltkrieg.
Zwischen 1942 und 1949 wurden aufgrund von Tabakengpässen sogar Raucherkarten ausgegeben: für Männer ab 18, für Frauen ab 25 Jahren. Zigaretten blieben jahrelang harte Währung im Tausch mit begehrten Gütern und Lebensmitteln.
Durch die neuen Herstellungsverfahren veränderte sich das Produkt Zigarette aber auch: An der Rezeptur wurde durch zahlreiche Zusatzstoffe und Beimengungen so lange gefeilt, bis sich das ursprüngliche Naturprodukt – das vor allem aus klein geschnittenen Blättern und Blüten der Tabakpflanze bestand, die in trockene Maisblätter oder Papier eingerollt waren – zu dem nun am Markt angebotenen, hochtechnologischen Nikotinverabreichungsprodukt Zigarette entwickelt hatte. Ein gefährliches Produkt war damit noch gefährlicher gemacht worden, da dadurch ein ähnlicher suchtsteigernder Effekt erzielt wurde wie bei der Umwandlung von Kokain in Crack.

Was passiert beim Rauchen?

Das Rauchen ist eine sehr effektive Form der Nikotinaufnahme: Wenn der Tabak glimmt, wird das Nikotin freigesetzt und gelangt über die Teerteilchen im Rauch in die Lunge. Da Nikotin die Blut-Hirn-Schranke, die viele andere Giftstoffe stoppt, überwinden kann, gelangt die Substanz binnen weniger Sekunden in das Gehirn – schneller als mittels einer intravenösen Injektion. Im Gehirn heften sich die Nikotinmoleküle an die Nervenzellen und beeinflussen deren Aktivität.

Über die Lunge werden etwa 90 Prozent des Nikotins aufgenommen. Das funktioniert deshalb so gut, weil das in der Zigarette enthaltene Nikotin in Form von tausenden kleiner Tröpfchen in den Körper gelangt, von denen jedes in einem festen Teil verbrannten Tabaks (Teer) sitzt. Die Tröpfchen sind klein genug, um bis in die feinsten Hohlräume der Lunge vorzudringen. Von dort werden sie vom Blut mitgenommen und gelangen damit direkt in den Körperkreislauf.

Beim Rauchen werden durch den Sog am Mundstück in der so genannten Glutzone, am vorderen Ende der Zigarette, Temperaturen um 900 °C erreicht. Es kommt zu Sauerstoffmangel, organische und anorganische Bestandteile der Zigarette werden verbrannt. Dabei entstehen die verschiedensten gasförmigen Produkte, welche in die direkt hinter der Glut gelegene Destillationszone transportiert werden. Der eigentliche Rauch, ein Aerosol (fein verteilte Flüssigkeitströpfchen), entsteht durch Abkühlung hinter der Destillationszone. In Richtung des Filters nimmt die Temperatur stetig ab. Beim Abbrennen der Zigarette wird das Destillat zum Teil verbrannt, vorwiegend aber erneut freigesetzt, um in den Hauptstrom zu gelangen – den Teil des Rauchs, der von den RaucherInnen tatsächlich inhaliert wird. Zum Mundende hin findet eine zunehmende Anreicherung des Destillats statt, der Rauch wird immer schadstoffhaltiger. Für die toxikologische Betrachtung spielt es daher eine Rolle, wie weit eine Zigarette abgeraucht wird.

In den Zugpausen findet eine Abdestillation auch nach außen hin statt. So entsteht der Nebenstromrauch/Seitenstromrauch, den auch NichtraucherInnen inhalieren. Aufgrund der niedrigeren Temperaturen ist dessen Zusammensetzung anders als die des Hauptstromrauches. Manche pharmakologisch aktiven Substanzen sind im Nebenstromrauch sogar in höheren Konzentrationen enthalten.

Nikotin wird im Körper relativ rasch abgebaut: Seine Halbwertszeit beträgt etwa zwei Stunden. Dadurch häuft sich der Wirkstoff kaum im Körper an, was auch der Grund dafür ist, dass selbst starke RaucherInnen nicht an Vergiftungserscheinungen leiden – sie können über Nacht komplett entgiften. Das erklärt aber auch, weshalb die erste Zigarette am Tag besonders intensiv wirkt und warum sich RaucherInnen ständig aufs Neue mit ihrer Droge versorgen müssen.

„... Few trends could so thoroughly undermine the very foundations of our free society as the acceptance by corporate officials of a social responsibility other than to make as much money for their stockholders as possible. This is a fundamentally subversive doctrine ...“

(„... Es gibt wenig Entwicklungstendenzen, die so gründlich das Fundament unserer freien Gesellschaft untergraben können, wie die Annahme einer anderen sozialen Verantwortung durch Unternehmer als die, für die Aktionäre ihrer Gesellschaften so viel Gewinn wie möglich zu erwirtschaften ...“)

MILTON FRIEDMAN
Wirtschaftswissenschafter und Nobelpreisträger
Capitalism and Freedom
(Kapitalismus und Freiheit) (1962)

3. Spiel mit den Gefühlen

Die offiziellen Statements der Tabakindustrie, dass Zigarettenwerbung und Promotion keinen Anreiz zum Rauchen setzen, sondern nur der Bindung an eine Marke dienen oder gar dem „brand switching", also dem Wechsel von einer Marke zur anderen, werden durch die Aussagen in den internen Dokumenten Lügen gestraft! Rauchen wird in unserer westlichen Gesellschaft als Synonym für Erwachsensein gesehen und als symbolischer Akt bei der Loslösung von der Kindheit. Zigarettenmarken und Werbeimages bedienen subtil damit zusammenhängende emotionale Bedürfnisse und prägen sich dadurch tief ins Unterbewusstsein ein.

Denn Werbung und „Markenimage" können unsere Wahrnehmung täuschen – auch dies ist den Dokumenten zu entnehmen:

> *„However, the liking or disliking of cigarette taste is something which can be developed rather than being viewed as an absolute view."*
>
> *(„Das Gefallen oder Missfallen des Geschmacks einer Zigarette ist viel mehr ein Entwicklungsprozess als eine absolute Sichtweise.")*

Und so wurden zu diesem Themenbereich von der Tabakindustrie zahlreiche Studien durchgeführt: Unter anderem wurden die Bedürfnisse und Beweggründe, die zu einer Kaufentscheidung führen, erforscht, um diese dann in Werbekampagnen umso gezielter ansprechen zu können. Die Methoden, die eingesetzt wurden, um das Rauchverhalten zu studieren, um die Aufmerksamkeit von Menschen auf bestimmte Werbematerialien, ihre Einstellungen und gefühlsmäßigen Reaktionen darauf abzutesten, reichten von den Fokus-Gruppen bis hin zu großen Umfragen und Studien. Neben diesen internen Forschungen stützte sich die Tabakindustrie auch auf Ergebnisse aus öffentlichen Studien.

Wichtigstes Ergebnis all dieser Untersuchungen war, dass Bilder, die von der Werbung vermittelt werden, für die Art der Wahrnehmung von Produkten ausschlaggebend sind. Wenn diese Bilder unsere innersten Sehnsüchte und Wunschbilder widerspiegeln, bedienen sie perfekt unsere Bedürfnisse.

Schwerpunktthema der internen Dokumente waren daher die verschiedenen Images, die mit den Marken assoziiert und über Werbesujets transportiert werden. Das Markenimage einer Zigarette wurde in einem Bericht von PHILIP MORRIS als

> *„a stable organization of ideas, feelings, perceptions and associations held by consumers in regard to a specific brand"*
>
> *(„ein stabiles Konstrukt aus Gedanken, Gefühlen, Wahrnehmungen und Assoziationen, das KonsumentInnen mit einer bestimmten Zigarettenmarke in Zusammenhang bringen")*

bezeichnet, das,

> *„once established, lends consistency and predictability in the consumers relationship with the brand"*

(„sobald es einmal etabliert ist, der Beziehung der KonsumentInnen zur Marke Dauerhaftigkeit und Vorhersagbarkeit verleiht").

Oder wie D. W. TREDENNICK vom R. J. REYNOLD's Marketing Research Department bemerkte:

„the more closely a brand needs psychological ‚support' needs (advertising or otherwise communicated brand or user image) and the psychological needs (product characteristics), the more likely it is that a given brand will be selected."

(„Je besser bei einer Zigarettenmarke psychologische Unterstützungsbedürfnisse [Werbung oder auf andere Weise vermitteltes Marken- oder Nutzerimage] und psychologische Bedürfnisse [Produktmerkmale] miteinander harmonieren, desto eher wird eine bestimmte Marke ausgewählt werden.")

Besondere Bedeutung kommt der Schaffung solcher Markenimages bei Jugendlichen zu – sie haben eine ähnliche Funktion wie die Selbstinszenierung Jugendlicher durch schrille, individuelle Kleidung (Trend zu Markenartikeln usw.), mit der sie sich von den Erwachsenen abgrenzen und einer von ihnen bewunderten Gruppierung zugehörig fühlen wollen:

„To some extent young smokers ‚wear' their cigarette and it becomes an important part of the ‚I' they wish to be, along with their clothing and the way they style their hair."

(„Bis zu einem gewissen Maß ‚tragen' junge RaucherInnen ihre Zigarette, sie wird dadurch neben ihrer Kleidung und ihrem Haarstil zu einem wichtigen Teil ihres gewünschten ‚Egos'.")

Die seit Mitte der 50er-Jahre von der Tabakindustrie betriebenen Untersuchungen lieferten vor allem Erklärungen für die Motivation männlicher Jugendlicher zum Rauchen, ließen aber auch Schlüsse auf die Ursachen der Bindung älterer RaucherInnen an das Produkt Zigarette zu:

> *„... What is of particular interest to us here is that in the working through of this process [Adoleszenz (Erwachsenwerden), Anmerkung der AutorInnen] two things generally occur that impinge significantly on the youth's adoption of new habits, styles and attitudes.*
>
> *1) From such sources as his age mates, the mass media and his observations of adult society around him, he forms imaginery models, some highly concrete and others exceedingly vague, of ,what it's like' being an adult and the kind of adult he would ,like to be'.*
>
> *2) The articulation and realization by the youth of many of the attributes of these imaginary models are furthered in the main through close association with age mates, most of whom are experiencing the same adolescent tensions and conflicts as is he. In this interaction of age mates new habits, styles and attitutes are clarified and given definition by the group. Thus, the teen age group comes to supplant the adult authorities of childhood as the standard for acceptable behaviour and attitudes."*
>
> *(„Von besonderem Interesse für uns ist an dieser Stelle, dass im Laufe dieses Prozesses [Adoleszenz (Erwachsenwerden), Anmerkung der AutorInnen] im Allgemeinen zwei Dinge passieren, die sich besonders auf die Übernahme neuer Gewohnheiten, Stile und Haltungen des Jugendlichen auswirken.*
>
> *1. Beeinflusst durch seine Altersgenossen, die Massenmedien sowie durch die Beobachtung der Erwachsenenwelt macht sich der/die Jugendliche bildhafte Vorstellungen – manche sind sehr konkret, andere überaus vage –, ,wie es ist', erwachsen zu sein, und was für ein/e Erwachsene/r er/sie ,sein will'.*

2. Ausdruck und Umsetzung vieler Attribute dieser bildhaften Vorstellungen durch den/die Jugendliche/n werden im Wesentlichen durch engen Kontakt zu Altersgenossen gefördert, von denen die meisten ähnliche, mit dem Heranwachsen zusammenhängende Spannungen und Konflikte erleben. Bei dieser Interaktion mit Gleichaltrigen bilden sich neue Gewohnheiten, Stile und Haltungen heraus, die durch die Gruppe definiert werden. Dadurch verdrängt die Gruppe der Teenager die Autorität der Erwachsenen aus seiner/ihrer Kindheit als Standard für akzeptiertes Verhalten und akzeptierte Einstellungen.")

Die Studien belegten, dass Rauchen in unserer westlichen Gesellschaft ein Synonym für Erwachsensein ist und ein symbolischer Akt bei der Loslösung von der Kindheit:

„This is attested to in part by our finding that a large proportion of our informants gave among their reasons for having started smoking ‚to be big, manly, etc'."

(„Diese Erkenntnis wird zum Teil auch dadurch belegt, dass ein Großteil unserer Untersuchungsgruppe angab, dass einer der Gründe, die sie veranlasst hatten, mit dem Rauchen anzufangen, jener war, ‚groß, männlich usw. sein zu wollen'.")

Da Jugendliche meist in Gesellschaft von Gleichaltrigen rauchen, verstärkt das „verbotene" Laster Rauchen das Gruppengefühl, das in der Pubertät für die eigene Identitätsfindung besonders wichtig ist.

Was diese internen Forschungen ebenfalls deutlich belegten, war die Tatsache, dass der Konsum von Zigaretten mit dem Abbau negativer Gefühle – wie Anspannung, Angst oder Depression – in Zusammenhang steht. Diese Gefühle können zwar nicht als Auslöser für das Rauchen gesehen werden, sie sind aber für die meisten Raucherinnen und Raucher Hauptursachen dafür, immer wieder zur Zigarette zu greifen:

> *„This incidentially, is strongly implied by our finding that although the alleviation of tension and worry is seen by our informants as the main advantage of smoking, this is rarely given by them as a reason for having begun smoking."*
>
> *(„Dies wird im Übrigen stark durch unsere Erkenntnis gestützt, dass die von uns Befragten den Abbau von Spannung und Angst zwar als Hauptvorteil des Rauchens sehen, dies von ihnen aber selten als ursprünglicher Grund dafür angegeben wird, mit dem Rauchen begonnen zu haben.")*

In einem Dokument aus dem Jahr 1966 zum Thema „Psychological Model for Smoking Behaviour" („Psychologisches Modell für das Rauchverhalten") hielt der Wissenschafter Prof. TOMKINS fest, dass der Schlüssel zum Verständnis des Rauchverhaltens in der Steuerung der Gefühle zu finden ist:

> *„By the term affect the psychologist refers to human feelings or emotions ... There are eight primary affects ... excitement, enjoyment and surprise ... distress, anger, fear, shame and contempt."*
>
> *(„Mit dem Begriff Affekt bezieht sich der Psychologe auf menschliche Gefühle oder Emotionen ... Es gibt acht Primäraffekte ... Aufregung, Freude und Überraschung ... Kummer, Ärger, Furcht, Schande und Verachtung.")*

TOMKINS deutete das Ziehen an der Zigarette als angeborene Reaktion zur Beruhigung in Stresssituationen, die noch durch die gelernten Effekte, dass Nikotinaufnahme Gefühle steuern kann, verstärkt wird. Er sah darin das eigentliche Motiv, das Erwachsene zum Rauchen bewegt:

> *„In addition to this, however, smokers develop learned affective responses as they learn by experience that smoking can relieve any negative affect and can evoke any positive affect."*
>
> *(„Zusätzlich entwickeln RaucherInnen erlernte gefühlsbezogene Reaktionen, indem sie durch Erfahrung lernen, dass Rauchen jeden negativen Affekt abschwächen und jeden positiven Affekt hervorrufen kann.")*

Auch andere Studien, zum Beispiel von PHILIP MORRIS, kamen zu ähnlichen Ergebnissen:

> *„Having a smoke is connected with a range of emotional states such as anger, sadness, happiness, and boredom. Some smokers report that cigarettes put them at ease, while other smokers say that cigarettes give them a lift. In accounting for these divergent explanations, some theories state that smoking in cigarette serves to achieve a steady emotional state, stimulating or calming the smoker as needed. Thus, whenever smokers experience a shift in an emotional state, they may light up to help them manage the new emotion."*
>
> *(„Rauchen ist mit einer Vielzahl emotionaler Zustände wie Ärger, Traurigkeit, Glück und Langeweile verbunden. Manche RaucherInnen berichten, dass Zigaretten sie beruhigen, während andere sagen, dass Zigaretten sie aufputschen. Manche Theorien beziehen diese unterschiedlichen Erklärungen mit ein und behaupten, dass Zigarettenrauchen zur Erreichung eines stabilen Gemütszustandes dient, wobei der Raucher/die Raucherin je nach Bedarf dadurch stimuliert oder beruhigt wird. Wann immer RaucherInnen eine Veränderung des Gemütszustandes erleben, zünden sie sich daher eine Zigarette an, um mit dieser neuen Emotion besser zurechtzukommen.")*

In den 70er-Jahren führte PHILIP MORRIS sogar Studien durch, in denen der Einsatz von Nikotin in Angstsituationen und unter Zufügung von Schmerzen sowie der Einfluss von Nikotin auf die Wahrnehmung von Schmerzen und Ängsten untersucht wurden.
Was durch all diese Studien klar zum Ausdruck gebracht wurde, ist der Umstand, dass wir in unangenehmen Situationen, in denen wir extremen Gefühlen ausgesetzt sind, danach trachten, diese Gefühle zu kontrollieren, uns gut zu fühlen oder Entspannung zu finden – und genau in solchen Momenten greifen RaucherInnen zur Zigarette. Solche Gefühle treten in der Zeit des Erwachsenwerdens geballt auf, sind aber auch für Erwachsene Teil ihres Alltags.
Da dies den Tabakkonzernen schon lange bewusst ist, wird durch die Werbung suggeriert, dass die Zigarette ein Problemlöser ist: Zahlreiche öffentliche Studien belegen, dass die Werbebotschaften ihr Publikum glauben machen, dass Rauchen helfen kann, mit Stress und unangenehmen Gefühlen besser umzugehen, oder dass es sogar gegen Langeweile hilft:

> *„One peer-reviewed study, which I cited earlier, found that middle and high school students were more likely to be smokers if they thought that smoking would help them when they were bored or lonely, when they needed to solve personal problems, or when they needed personal energy."*
>
> *(„Eine Peergruppen-Studie, die ich schon an anderer Stelle zitiert habe, ergab, dass Schülerinnen und Schüler mit größerer Wahrscheinlichkeit zu Raucherinnen und Rauchern werden, wenn sie denken, dass ihnen das Rauchen bei Langeweile oder Einsamkeit, bei der Lösung persönlicher Probleme oder beim Mobilisieren von Energie hilft.")*

Oder, wie es eine Textstelle aus einer anderen Studie formuliert:

> *„... As we will see, cigarette advertising often conveys that smoking will make one happier and it also promises to help young people with other issues that are sources of their depression, such as peer rejection. The fact that depressed adolescents who had greater exposure to cigarette advertising were more likely to smoke shows that depressed adolescents who are reached by the tobacco companies' advertising are particularly vulnerable.")*
>
> *(„... Wie wir sehen werden, vermittelt die Zigarettenwerbung oft das Gefühl, dass Rauchen glücklicher macht, und verspricht auch, dass es den jungen Leuten bei anderen Problemen hilft, die Grund ihrer Niedergeschlagenheit sind, wie z. B. die Zurückweisung innerhalb der Peergruppe. Die Tatsache, dass deprimierte Jugendliche, die der Zigarettenwerbung stärker ausgesetzt waren, mit größerer Wahrscheinlichkeit rauchten, zeigt, dass deprimierte Jugendliche, die von der Werbung der Tabakfirmen erreicht werden, dafür besonders empfänglich sind.")*

Die von der Tabakindustrie durchgeführten Studien zeigten aber auch, dass von der Werbung vermittelte Bilder offensichtlich auch die Wahrnehmung von „Geschmack" und „Genuss" der Zigarette beeinflussen können. Denn die besondere Wirkung des Nikotins beruht in der permanenten Stimulierung des Belohnungssystems im Gehirn, das existenzielle Funktionen wie Essen, Trinken oder Sex mit angenehmen Empfindungen koppelt.

Dieses „positive" Gefühl wird noch durch den sensiblen oralen und olfaktorischen (Geruch) Reiz des Rauchens verstärkt. Es handelt sich dabei zwar lediglich um eine

Illusion, die einem vom Gehirn vorgegaukelt wird – diese kann durch Werbung jedoch noch verstärkt werden, wie interne Studien der Tabakindustrie belegen: So brachten RaucherInnen beim Rauchen von zwei verschiedenen Mentholzigaretten jene Marke mit einem höheren Mentholanteil in Zusammenhang, die in Wirklichkeit weniger Menthol enthielt:

> *„However, there is a problem with ‚taste'. This cigarette element has been pre-empted by advertising for many brands, and at the present, it is almost impossible to know if the taste smokers talk about is something which they, themselves attribute to a cigarette or just a ‚play-back' of some advertising messages."*

> *(„Es gibt da jedoch ein Problem mit dem ‚Geschmack'. Dieses Merkmal der Zigarette ist durch die Werbung vieler Marken mittlerweile so abgeschmackt geworden, dass es gegenwärtig fast unmöglich ist zu erkennen, ob der Geschmack, von dem die RaucherInnen sprechen, etwas ist, das sie selbst einer Zigarette zuschreiben, oder ob es sich nur um die ‚Wiedergabe' irgendeiner Werbebotschaft handelt.")*

Auch im Zusammenhang mit dem Genuss beim Rauchen scheinen Raucherinnen und Raucher an einer Wahrnehmungsverzerrung zu leiden:

> *„According to smokers ‚smoking is a dirty habit', smoking is ‚a habit of only very stupid people'. The smoking habit is basically a negative habit that in one way or another, mostly indirectly, serves some positive values. Smokers are not able, even when trying hard, to explain the actual act of smoking by any positive terms. The only positive things that are said about smoking have to do with the perceived ‚benefits' the smoker believes he or she is receiving from it."*

(„Nach Aussage von RaucherInnen ist ‚Rauchen eine schlechte Angewohnheit', Rauchen ist ‚eine Gewohnheit von wirklich sehr dummen Leuten'. Rauchen ist eine grundlegend negative Gewohnheit, die auf die eine oder andere Weise, zumeist indirekt, gewissen positiven Werten dient. RaucherInnen sind, auch wenn sie sich sehr bemühen, nicht in der Lage, den tatsächlichen Akt des Rauchens mit positiven Begriffen zu erklären. Die einzig positiven Dinge, die über das Rauchen gesagt werden, haben mit den wahrgenommenen Vorteilen zu tun, die ein Raucher/eine Raucherin glaubt, daraus zu ziehen.")

Die Tabakkonzerne feilen nicht umsonst exakt an der Ausformulierung ihrer Werbebotschaften und am Erscheinungsbild ihrer Produkte: Die Ausgaben der Tabakindustrie für Werbung machen in Europa jährlich mehrere hundert Millionen Euro aus – eine Investition, die sich zu lohnen scheint!
Laut Bericht der Federal Trade Commission betrugen die Ausgaben der US-Tabakkonzerne für Werbung und Promotion im Jahr 2003 ganze 15,5 Milliarden Dollar! Trotz Verbots der Tabakwerbung in Funk und Fernsehen werden in Deutschland die Werbeetats seit 1987 kontinuierlich erhöht: 1999 beliefen sich die Werbeausgaben für Tabakprodukte auf 315 Millionen Euro.
Mit dem geringen Prozentsatz an Markenwechslern – in Deutschland etwa 10 Prozent –, wobei ein Großteil davon innerhalb der gleichen Marke zu so genannten „Lights" wechselt, kann dieser enorme Einsatz von Ressourcen wohl kaum glaubhaft argumentiert werden.
In einem internen Bericht von R. J. REYNOLDS mit der beschönigenden Überschrift „Young Adult Smokers: Strategies and Opportunities" („Junge erwachsene RaucherInnen: Strategien und Chancen") heißt es:

„... Once a brand becomes well-developed among younger adult smokers, ageing and brand loyalty will eventually transmit that strength to older age brackets ... Brands/companies which fail to attract their fair share of younger adult smokers face an uphill battle. They must achieve net switching gains every year to merely hold share ... Younger adult smokers are the only source of replacement smokers ... If younger adults turn away from smoking, the industry will decline, just as a population which does not give birth will eventually dwindle."

(„... Sobald eine Marke bei jungen erwachsenen RaucherInnen gut eingeführt ist, wird diese Stärke durch das Älterwerden der RaucherInnen und ihre Markenloyalität schließlich auf höhere Alterssegmente übertragen. ... Marken/Firmen, denen es nicht gelingt, einen entsprechenden Anteil unter den rauchenden jüngeren Erwachsenen zu gewinnen, müssen sich einem mühsamen Konkurrenzkampf aussetzen. Sie müssen jedes Jahr Netto-Wechsel-Gewinne erzielen, nur um ihren Anteil zu halten. ... Jüngere erwachsene RaucherInnen sind die einzige Möglichkeit, RaucherInnen zu ersetzen. ... Wenn sich jüngere Erwachsene vom Rauchen abwenden, wird die Industrie schrumpfen, so wie eine Bevölkerung schließlich abnimmt, die keine Geburten zu verzeichnen hat.")

Solche und ähnliche Textpassagen aus den internen Dokumenten verdeutlichen, wie wichtig es für die riesige Wirtschaftsmacht der Tabakkonzerne ist, KonsumentInnen möglichst früh für das Produkt Zigarette zu gewinnen, um weitere Umsatzzuwächse zu verzeichnen. Die Tabakindustrie findet daher sogar Wege, um Werbeverbote zu umgehen, wie Sponsoring, Markenwerbung auf Kleidungsstücken oder Product Placement in Film, Fernsehen und Internet, die dazu beitragen, die durch

die Werbung geschaffenen Images bei den Zielgruppen weiter zu verfestigen.
Seit kurzem gibt es ein EU-weites Werbeverbot für Zigaretten und andere Tabakerzeugnisse: Reklame in Zeitungen, Zeitschriften, Radio und Internet ist nach EU-Recht ebenso untersagt wie das Bewerben von Sponsorships bei großen Sportereignissen. Erlaubt bleiben nach EU-Vorgaben die Tabakwerbung auf Plakatwänden, in Kinos und andere Arten der Verkaufsförderung („Merchandising"). Bei Ereignissen internationaler Dimension – etwa den Autorennen der Formel 1 – ist großflächige Sponsorenwerbung der Tabakindustrie künftig verboten. Da diese Richtlinie jedoch nur für die 25 EU-Staaten gilt, kann, wenn etwa der Große Preis von China übertragen wird, trotzdem weiterhin Tabakreklame über die europäischen Bildschirme flimmern. Die Rechtslage bleibt auch in Europa unklar, solange einzelne Mitgliedsstaaten kein eigenes Werbeverbot erlassen haben. Einige Staaten, darunter auch Deutschland, haben die EU-Richtlinie noch nicht in eigenes Recht umgesetzt, sodass die Werbung dort vorläufig ebenfalls straffrei bleibt. Und es bleibt den nationalen Behörden der einzelnen EU-Mitgliedsstaaten überlassen, wie sie auf Tabakwerbung in deutschen Zeitungen reagieren, die in ihrem Land verkauft werden.

4. Das erste Mal

Die internen Dokumente verraten noch viel mehr: Erstmals bekommt man Einblick in die systematischen Methoden, die von der Tabakindustrie schon jahrzehntelang eingesetzt werden, um möglichst früh möglichst viele KonsumentInnen dauerhaft an das Produkt Zigarette zu binden. Denn mit Marketingstrategien und Produktrezepturen wird ganz bewusst auf Kinder und Jugendliche abgezielt!

Mittlerweile ist bekannt, dass etwa 90 Prozent aller erwachsenen RaucherInnen vor dem 18. Lebensjahr mit dem Rauchen begonnen haben, die meisten von ihnen – mindestens drei Viertel – als Teenager oder sogar noch früher.

Was ist daran bemerkenswert? Während die Forscher bis vor kurzem der Meinung waren, dass das menschliche Gehirn mit zwölf Jahren fast ausgereift sei, zeigen neueste Untersuchungen, dass gerade in der Pubertät die Kanäle in unserem Gehirn, in denen wir Informationen und Emotionen transportieren und verarbeiten, noch einmal neu justiert werden. Das Gehirn schafft sich auf diese Weise unzählige neue Verknüpfungen. Der Körper und das Gehirn eines Jugendlichen oder gar eines Kindes reagieren extrem sensibel auf Fremdsubstanzen, wie sie Alkohol, Nikotin oder andere psychoaktive Drogen darstellen; denn Kinder undJugendliche befinden sich in einer Entwicklungsphase körperlicher und geistiger Natur. Diverse Studien erklären mittlerweile die möglichen Auswirkungen von Suchtsubstanzen auf den jungen Menschen. Einige Studien konnten sogar den Nachweis erbringen, dass sich die Nikotinsucht bei Kindern und Jugendlichen während ihrer neuronalen Wachstumsphase am wirksamsten verfestigt. Auch der Tabakindustrie war dieser Umstand bekannt und sie wusste dieses Wissen zu ihrem Vorteil zu nutzen: Sie studierte minutiös das Verhalten von Kindern, sodass Rückschlüsse auf ihre Verhaltensweisen, Präferenzen, Komplexe, Schwächen und Stärken sowie ihr Gruppenverhalten gezogen werden konnten. Aus einem internen Schreiben von R. J. REYNOLDS im Jahr 1988 geht im Zusammenhang mit der „Camel"-Cartoon-Figur hervor:

> *„Imagine a five-year old child, who will be a future customer of your cigarettes in the next five years. How can your company begin to attract/tap into this next generation? ... The camel symbol can be transformed into a moving, talking, animated cartoon for children. It can also include the actual footage of visiting live camels in the zoo and in their native environment. Children love to watch animals (repeatability) and this video can incorporate an education/environment theme. How often smokers are told, ‚it is a bad example for children in our home to see you smoke.' Here is a positive way to enhance the image of R. J. Reynolds in the home – to engrain a positive image of the company to the children of the non-smoker while linking the video to purchase of cigarettes ..."*
>
> *(„Stellen Sie sich ein fünfjähriges Kind vor, das in den nächsten fünf Jahren ein künftiger Konsument Ihrer Zigaretten sein wird. Wie kann Ihre Firma diese nächste Generation*

gewinnen? ... Das Camel-Symbol kann zu einem beweglichen, sprechenden Zeichentrickfilm umgestaltet werden. Es kann auch ein realer Film über den Besuch lebendiger Kamele im Zoo und in ihrer natürlichen Umgebung angefügt werden. Kinder sehen sich Tiere sehr gerne an [Wiederholbarkeit] und dieses Video könnte ein Bildungs-/Umweltthema einschließen. Wie oft wird RaucherInnen gesagt: ‚Du gibst den Kindern ein schlechtes Beispiel, wenn sie dich zu Hause rauchen sehen.' Dies ist nun eine Möglichkeit, das Image von R. J. Reynolds zu Hause positiv zu fördern – ein positives Image der Firma in den Köpfen der Kinder von Nichtrauchern und Nichtraucherinnen zu verwurzeln, während das Video mit dem Kauf von Zigaretten assoziiert wird.")

Ein „Executive" der Tabakindustrie wird in einem Dokument zitiert:

„They got lips. We want them."

(„Sie haben Lippen. Wir brauchen sie.")

Laut Zeugenaussage des Wissenschafters JEFFREY WIGAND:

„we need to hook 'em young and hook 'em for life."

(„Wir müssen sie jung süchtig machen und zwar fürs ganze Leben.")

Oder wie einst ein Mitarbeiter von R. J. REYNOLDS auf die Frage des ehemaligen Winston-Models DAVE GOERLITZ, warum die Vorstandsvorsitzenden selbst keine Zigaretten rauchten, antwortete:

„... We don't smoke the shit, we just sell it. We reserve that right for the young, the poor, the black and the stupid."

(„... Wir rauchen den Scheiß nicht, wir verkaufen ihn nur. Dieses Recht behalten wir den Jungen, den Armen, den Schwarzen und den Dummen vor.")

Es war sogar verboten, in den Büros der RJR-Tabakbosse zu rauchen – möglicherweise auch als Konsequenz des Wissens um die Gesundheitsschädlichkeit des Passivrauchens!
Noch offensichtlicher beschreibt ein BROWN & WILLIAMSON-Marketing and Research Development-Bericht aus dem Jahr 1984 diese offensive Marketingausrichtung auf die Zielgruppe Kinder und Jugendliche:

> *„[o]ur future business depends on the size of [the] starter population."*
>
> *(„Unser künftiges Geschäft hängt von der Größe der Anfangspopulation ab.")*

Oder ein internes Dokument mit dem Code-Namen „Project 16":

> *„... There is no doubt that peer group influence is the single most important factor in the decision by an adolescent to smoke occur between ages 12 or 13 in most case [!] ... However, intriguing smoking was at 11, 12, or 13, by the age of 16 or 17 many regretted their use of cigarettes for health reasons and because they feel unable to stop smoking when they want to. By the age of 16, peer pressure to initiate others to smoking is gone."*
>
> *(„... Zweifelsohne ist in den meisten Fällen der Einfluss der Peergruppe der wichtigste Auslöser für die Entscheidung eines Jugendlichen im Alter zwischen 12 und 13 Jahren, mit dem Rauchen zu beginnen [!] ... So faszinierend das Rauchen mit 11, 12 oder 13 Jahren auch war, mit 16 oder 17 bedauerten viele ihren Zigarettenkonsum aus gesundheitlichen Gründen und weil sie es nicht schafften, mit dem Rauchen aufzuhören, wenn sie wollten. Im Alter von 16 Jahren ist der einschüchternde Druck der Peergruppe, der andere mit dem Rauchen anfängen lässt, verschwunden.")*

Der Zweck dieser zahlreichen Forschungsprojekte wird in einem Dokument von Imperial Tobacco Canada betreffend das „Project 16" beschrieben:

> *„Since how the beginning smoker feels today has implications for the future of the industry, it follows that a study of this area would be of much interest. Project 16 was designed to do just that – to learn everything there was to learn about how smoking begins, how high school students feel about being smokers, and how they foresee their use of tobacco in the future."*

> *(„Da die künftigen Entscheidungen der Industrie dadurch bestimmt werden, wie sich der/die beginnende RaucherIn heute fühlt, wäre eine Untersuchung dieses Bereiches von großem Interesse. Projekt 16 sollte genau dies tun – alles herausfinden, was mit dem Beginn des Rauchens zusammenhängt, wie sich SchülerInnen als RaucherInnen fühlen, wie sie ihren Tabakkonsum in der Zukunft sehen.")*

Oder im Memo eines PHILIP-MORRIS-Wissenschafters:

> *„... At least a part of the success of Marlboro Red during its most rapid growth period was because it became the brand choice among teenagers who then stuck with it as they grew older ... We will no longer be able to rely on a rapidly increasing pool of teenagers from which to replace smokers through lost normal attrition ... Because of our high share of the market among the youngest smokers, Philip Morris will suffer more than the other companies from the decline in the number of teenage smokers."*

> *(„Zumindest ein Teil des Erfolgs von Marlboro Red während ihrer schnellsten Wachstumsperiode war darauf zurückzuführen, dass sie die bevorzugte Marke unter Teenagern wurde, die dann mit zunehmenden Alter bei ihr blieben. ...*

Wir werden uns nicht weiter auf einen rasch wachsenden Pool von Teenagern verlassen können, aus dem die durch normalen Schwund verloren gehenden RaucherInnen ersetzt werden. … Aufgrund unseres hohen Marktanteils bei den jüngsten RaucherInnen wird Philip Morris mehr als die anderen Firmen unter der abnehmenden Zahl jugendlicher RaucherInnen leiden.“)

Aufbauend auf diesem Wissen erkannte die Tabakindustrie Kinder und Jugendliche als wichtige Zielgruppe am Markt und versucht daher, sie so früh wie möglich als KonsumentInnen zu gewinnen und an das Produkt Zigarette zu binden. Heute weiß man aufgrund von vielen wissenschaftlichen Studien und aus internen Dokumenten, dass sobald Kinder und Jugendliche ihre „spezielle“ Zigarettenmarke gefunden haben, sie ihrer Start-Marke jahrzehntelang oder gar bis ans Lebensende (!) treu bleiben. In einem Bericht mit dem Titel „Young Smokers Prevalence, Trends, Implications, and Related Demographic Trends“ („Das Vorherrschen junger RaucherInnen, Trends, Implikationen und damit zusammenhängende demographische Entwicklungen“) vom Philip Morris Research Center aus dem Jahre 1981 heißt es:

„Today's teenager is tomorrow's potential regular customer, and the overwhelming majority of smokers first begin to smoke while still in their teens … it is during the teenage years that the initial brand choice is made.“

(„Der Teenager von heute ist der potenzielle regelmäßige Konsument von morgen und die überwältigende Mehrheit der RaucherInnen beginnt als Teenager zu rauchen … und in dieser Zeit wird die erste Markenwahl getroffen.“)

Das Wissen um die symbolische Bedeutung des Rauchens macht sich die Tabakindustrie zunutze – vor allem Kinder und Jugendliche wurden und werden von der Tabakindustrie sehr subtil benutzt. RaucherInnen oder ehemalige RaucherInnen können sich sicherlich noch an den Beginn ihrer „Raucherkarriere" erinnern?! Waren es nicht eher der soziale Gruppendruck („peer pressure") des Freundeskreises oder Attribute, die mit dem Rauchen assoziiert wurden, die einen zur ersten Zigarette greifen ließen? Schmeckte die erste Zigarette am Anfang wirklich so gut? Waren dieser bittere, herb-scharfe Vor- und Nachgeschmack, dieses Übelkeit erregende Schwindelgefühl unmittelbar danach, der widerliche Geruch aus dem Mund wirklich angenehm? Bei der Diskussion um die Schaffung neuer „Jugend-Marken" kam innerhalb der Tabakkonzerne Folgendes zur Sprache:

> *„For the pre-smoker and ‚learner' the physical effects of smoking are largely unknown, unneeded and actually quite unpleasant or awkward … once the ‚learning' period is over, the physical effects become of overriding importance in the desirability to the confirmed smoker …"*
>
> *(„Die körperlichen Auswirkungen des Rauchens sind für den/die künftige/n und den/die begninnende/n RaucherIn noch weitgehend unbekannt, unnötig und in der Tat recht widerlich oder unangenehm … sobald die ‚Lern'phase vorüber ist, gewinnen die physischen Wirkungen für den/die überzeugte/n RaucherIn eine alles bestimmende Bedeutung …")*

HELMUT WAKEHAM, ein Wissenschafter, der für die Tabakindustrie arbeitete, führte in einem internen Dokument aus:

> *„… We are not suggesting that the effect of nicotine is responsible for the initiation of the habit. To the contrary. The first cigarette is a noxious experience to the noviate.*

To account for the fact that the beginning smoker will tolerate the unpleasantness, we must invoke a psychological motive. Smoking for the beginner is a symbolic act. The smoker is telling the world, ‚This is the kind of person I am ...“

(„... Wir behaupten nicht, dass die Wirkung von Nikotin für den Beginn der Gewohnheit verantwortlich ist. Ganz im Gegenteil. Die erste Zigarette ist für den Neuling ein schädliches Erlebnis. Wenn man sich vor Augen hält, dass der/die beginnende RaucherIn Unangenehmes ertragen wird, müssen wir ihr/ihm ein psychologisches Motiv bieten. Für den/die AnfängerIn ist Rauchen ein symbolischer Akt. Der/die RaucherIn teilt der Welt mit, ‚diese Person bin ich‘ ...“)

Was diese Dokumente ansprechen, ist die Bedeutung des Rauchens als symbolischer Akt, der die Vergiftungserscheinungen beim Rauchen, die beim Erstkonsumenten überwiegen und zum Beispiel zu unregelmäßigem Puls, Schweißausbrüchen oder Übelkeit führen und erst bei fortgesetztem Konsum in den Hintergrund treten, überlagert. Denn was für „das erste Mal" ausschlaggebend ist, sind die positiven psychologischen Erwartungen und Belohnungen, die zum Rauchen verleiten. Denn wünschen wir uns nicht alle irgendwann einmal, dass Attribute wie cool, hip, sexy, glamourös, abenteuerlich, unangepasst auf uns zutreffen? Sind es nicht die coolen „Marlboro"-Cowboys, „Memphis"-Piloten, „Camel"-Cartoon-Figuren, die dieses Wunschbild in greifbare Nähe rücken lassen?
Mit diesen Bedürfnissen jongliert die Tabakindustrie bewusst:

„... a cigarette for the beginner is a symbolic act. I am no longer my mother's child, I'm tough, I'm an adventurer, I'm not square ... As the force from the psychological symbolism

> *subsides, the pharmacological effect takes over to sustain the habit."*
>
> *(„… Eine Zigarette ist für den/die AnfängerIn ein symbolischer Akt. Ich bin nicht mehr das Kind meiner Mutter, ich bin stark, ich bin ein Abenteurer, ich bin nicht angepasst … Sobald die Kraft des psychologischen Symbolismus nachlässt, übernimmt die pharmakologische Wirkung die Aufgabe, die Gewohnheit beizubehalten.")*

Denn diese psychologischen Motive, die ErstkonsumentInnen zum Rauchen verleiten, werden schon bald, von den RaucherInnen meist unbemerkt, von der Nikotinsucht – also den psychopharmakologischen und physiologischen Suchtwirkungen – abgelöst. Diese kontrollieren in unvergleichbarer Geschwindigkeit das Hirn und den Körper. Je jünger die KonsumentInnen von Nikotin sind, desto rascher funktioniert die Abhängigkeit von der Substanz: Aktuellsten Studien zufolge zeigen Jugendliche die ersten klassischen Entzugserscheinungen bereits nach den ersten Packungen Zigaretten (etwa 100 gerauchten Zigaretten) – also bereits nach wenigen Wochen oder gar Tagen.
Doch trotz oder gerade wegen dieser raschen Abhängigkeit ging die Tabakindustrie sogar noch weiter: Sie versuchte in ihren Forschungen das Produkt Zigarette als eine Art medizinische Intervention für hyperaktive Kinder aufzubauen:

> *„… We wonder whether such children may not eventually become cigarette smokers in their teenage years as they discover the advantage of self-stimulation via nicotine. We have already collaborated with a local school system in identifying some such children presently in the third grade; we are reviewing the available literature on the topic; and we may*

propose a prospective study of this relationship. It would be good to show that smoking is an advantage to at least one subgroup of the population. Needless to say, we will not propose giving cigarettes to children."

(„... Wir fragen uns, ob solche Kinder nicht als Teenager schließlich ZigarettenraucherInnen werden, wenn sie die Vorteile der Selbst-Stimulation durch Nikotin entdecken. Wir haben schon mit einem örtlichen Schulträger zusammengearbeitet, um solche Kinder, die gegenwärtig die dritte Schulstufe besuchen, herauszufinden; wir überprüfen die vorhandene Literatur zu diesem Thema; und wir könnten eine zukünftige Studie über dieses Zusammenspiel vorschlagen. Es wäre gut, den Beweis dafür zu erbringen, dass mindestens eine Untergruppe der Bevölkerung vom Rauchen profitiert. Es versteht sich von selbst, dass wir nicht vorschlagen werden, Kindern Zigaretten zu geben.")

5. Rauchen gefährdet Ihr Bewusstsein

Sind wir als Individuen, wenn wir die Entscheidung zum Rauchen treffen, wirklich in der Lage, die Risiken für die eigene Gesundheit und die unserer Umwelt realistisch einzuschätzen? Mit Argumenten wie „Handeln auf eigene Gefahr“, „Eigenverantwortung“ oder „allgemein bekannte Gefahren“ haben sich die Zigarettenhersteller jahrzehntelang – und absolut erfolgreich – in den Schadenersatzprozessen nicht nur verteidigt, sondern diese sogar gewonnen …

Die Frage der realistischen Einschätzung eines Risikos ist besonders im Fall von jungen Menschen interessant, da etwa 90 Prozent aller RaucherInnen weltweit vor dem 18. Lebensjahr mit dem Rauchen beginnen, und davon wiederum der größte Teil in der frühen Jugend oder gar Kindheit.
Sieht man sich die wissenschaftlichen Studien zu diesem Themenbereich an, so stößt man auf den Wissenschafter W. KIP VISCUSI: Er beschäftigte sich mit der Wahrnehmung und dem Verhalten von Jugendlichen und kam zu dem – für die Tabakindustrie wünschenswerten Schluss –, dass junge RaucherInnen nicht nur über die Risiken des Rauchens informiert sind, sondern sie sogar in dem Sinn überinformiert sind, dass sie diese Risiken überschätzen. VISCUSI folgerte, dass junge Leute auf einer vorhandenen Informationsbasis rational handeln,

dass die Menschen über die Risiken des Rauchens informiert sind und daher auch ihre Entscheidung für das Rauchen selbstverantwortlich treffen. Mittlerweile ist bekannt, dass VISCUSI als Konsulent und Zeuge für die Tabakindustrie tätig war.

Einige Zeit später wurde von PAUL SLOVIC, einem Experten für Erkenntnispsychologie (kognitive Psychologie), nachgewiesen, dass VISCUSI bei seiner Erhebung durch falsche, mangelhafte oder gar fehlende „Parameter" zu diesen Aussagen gekommen war. SLOVIC konnte die Behauptungen von VISCUSI bis ins kleinste Detail widerlegen: Er wies die einflussreiche Macht des empirischen, also auf Erfahrung beruhenden Denkens sowie des Affekts auf Urteilsvermögen und Entscheidungen nach, die bewirken, dass RaucherInnen dazu neigen, die Risiken des Rauchens zu unterschätzen.

SLOVIC konzentrierte sich dabei auf zwei Voraussetzungen: die permanent wiederholte Prozedur des Zigarettenrauchens über eine bestimmte Zeitperiode, die zu einer Häufung der Risiken führt, sowie das Scheitern von Jugendlichen, die Risiken der Suchtwirkung von Nikotin einzuschätzen.

Das Zigarettenrauchen stellt ein Verhalten dar, bei dem eine Zigarette nach der anderen konsumiert wird: Eine Person, die 40 Jahre lang täglich eine Packung Zigaretten raucht, zündet sich in dieser Zeit etwa 300.000 Zigaretten an. Die Ergebnisse der Studie der Universität Michigan Monitoring the Future Study aus dem Jahr 1993, auf die sich SLOVIC bezieht, untermauern die falsche Einschätzung der Abhängigkeit vom Rauchen: 85 Prozent der StudentInnen, die nur gelegentlich rauchten, hatten erwartet, höchstwahrscheinlich oder sicher in fünf Jahren nicht mehr zu rauchen, wie auch 32 Prozent jener StudentInnen, die eine Packung Zigaretten täglich rauchten. Die Nachfolgestudie ergab, dass nur 13 Prozent jener StudentInnen, die mindestens eine Packung Zigaretten pro Tag rauchten, in diesem Zeitraum tatsächlich aufgehört hatten. 69 Prozent rauchten immer noch eine Packung oder mehr Zigaretten pro Tag. Von den StudentInnen, die ein bis fünf Zigaretten pro Tag rauchten, hatten nur 30 Prozent aufgehört (60 Prozent hatten dies erwartet); 44 Prozent hatten ihren Zigarettenkonsum sogar erhöht. Die Studie zeigt auch, dass 80 Prozent der befragten RaucherInnen überhaupt nicht darüber nachgedacht hatten, ob und wie das Rauchen ihre Gesundheit schädigen könnte.

Obwohl die meisten RaucherInnen um ein gewisses Ausmaß an raucherbedingten Risiken wissen und diese akzeptieren, glauben sie auch, dass sie, indem sie weniger rauchen, davonkommen können, bevor das Risiko eintritt. Besonders junge RaucherInnen neigen zu dem Irrglauben der „Sicherheit" des „kurzfristigen" Rauchens. Erst ab einem Alter von zirka 16 Lebensjahren bedauern die meisten jungen RaucherInnen die Entscheidung, mit dem Rauchen begonnen zu haben. Der Schaden – die fest verwurzelte Nikotinsucht – ist zu diesem Zeitpunkt jedoch schon da: das Aufhören aufgrund der psychologischen und physiologischen Entzugserscheinungen nicht mehr so einfach. Es ist zwar nicht unmöglich, aber extrem schwierig, für immer mit dem Rauchen aufzuhören – vor allem, wenn einige verzögerte Entzugserscheinungen wie etwa leichte Depressionen, schlechte Laune und verminderte Energie, wenn auch in den ersten sieben bis zehn Tagen nach dem Aufhören am intensivsten erlebt, über mehrere Monate andauern können.

Das Denkmuster, das sich aus diesen und anderen Studien herauskristallisiert, zeigt sehr deutlich: Viele junge RaucherInnen nehmen sich als zu gering oder gar nicht gefährdet wahr, gerade weil sie erwarten, dass sie mit dem Rauchen aufhören, bevor irgendein gesundheitlicher Schaden entsteht. In der Realität raucht ein hoher Prozentsatz junger RaucherInnen über einen viel längeren Zeitraum weiter – und ist daher auch besonders anfällig für Folgeschäden.

Aktuelle Forschungen zur Risikoeinschätzung bei Jugendlichen bestätigen diese Ergebnisse: Die Pubertät ist eine Art zweite Geburt, bei der die Jugendlichen nicht nur körperliche und seelische Veränderungen durchmachen, sondern quasi ein neues Ich entwickeln. Diese Entwicklungsphase ist oft mit Experimenten, Provokation und dem Austesten der eigenen Grenzen gekoppelt. Doch gerade in der Zeit des Heranwachsens, in der Jugendliche den Nervenkitzel mit Autorennen, Drogenexperimenten oder anderen Exzessen suchen, ist das Gehirn, so belegen die Studien, schlecht in der Lage, Risiken einzuschätzen. Tatsächlich ist das statistische Risiko von Verletzungen mit tödlichem Ausgang während der Pubertät am höchsten. Und von den häufigsten zehn Todesursachen während dieser Zeit lassen sich fast alle auf falsches Verhalten durch Fehleinschätzung oder extreme Emotionen zurückführen.

Zum gleichen Schluss kommt NEIL WEINSTEIN, ebenfalls Psychologe und Experte auf dem Gebiet der Risikowahrnehmung, der in seiner Zeugenaussage bestätigte: Menschen haben ein begrenztes und oberflächliches Wissen über die Risiken des Rauchens, und der Grad ihres Wissens und Verständnisses ist nicht ausreichend, um sachkundig die Entscheidung zum Rauchen zu treffen. Obwohl die meisten Menschen mit der generellen

Feststellung „Rauchen ist ungesund“ übereinstimmen, haben sie verblüffend wenig Wissen über die Natur bzw. die Arten der dadurch verursachten Krankheiten. Sie haben auch wenig Wissen darüber, wie das Rauchen das Ausmaß und die Wahrscheinlichkeit dieser Krankheiten erhöht. Menschen neigen dazu, die persönliche Relevanz dieser Risiken herunterzuspielen, im Glauben, dass zwar das Rauchen für andere risikoreich sein mag, diese Risiken auf sie selbst aber nicht zutreffen.
Auch wenn RaucherInnen mit dem Statement „Mit dem Rauchen aufzuhören, kann schwer sein“ übereinstimmen, überschätzen sie die Wahrscheinlichkeit, dass sie beim nächsten Entwöhnungsversuch erfolgreich sein werden. All dies trifft besonders auf Kinder und Jugendliche zu! WEINSTEIN meint dazu:

> *„There is a huge difference between ‚know(ing) about this problem‘ and believing (i.e., being convinced) that it really is a problem. The data clearly show that many people in the 1960's either did not believe smoking was a significant risk or knew so little about that risk that the words ‚problem‘ or ‚harmful‘ were essentially empty labels. And of course, tobacco companies at this time were vehemently denying that smoking was a problem. Equally important, it is a large, additional step to go from believing that smoking is a problem for somebody to believing that it is a problem for oneself, and the latter is what counts in individual smoking decisions.*
> *As I have testified, a vague belief that something can be dangerous is not sufficient for people to make informed decision about exposing themselves to this danger.“*
>
> *(„Es macht einen sehr großen Unterschied, ob man ‚über dieses Problem Bescheid weiß‘ oder ob man glaubt [d. h. überzeugt ist], dass es wirklich ein Problem ist. Die Daten beweisen*

eindeutig, dass viele Menschen in den 60er-Jahren entweder nicht glaubten, dass Rauchen ein erhebliches Risiko darstellt, oder so wenig über dieses Risiko wussten, dass die Worte ‚Problem' oder ‚schädlich' im Wesentlichen leere Worthülsen waren. Und natürlich negierten die Tabakfirmen damals vehement, dass Rauchen ein Problem ist. Gleichermaßen von Bedeutung ist, dass es eines großen, zusätzlichen Schrittes bedarf, um vom Glauben, dass Rauchen ein Problem für jemanden ist, zum Glauben, dass es ein Problem für einen selbst ist, zu gelangen. Gerade Letzteres ist bei der individuellen Entscheidung, zu rauchen, ausschlaggebend. Wie ich hiermit belegt habe, ist der vage Glaube, dass etwas gefährlich sein könnte, nicht ausreichend, um eine bewusste Entscheidung darüber zu treffen, ob man sich dieser Gefahr aussetzen möchte.")

Schon eine Mikrozensuserhebung aus dem Jahr 1979 über die Rauchgewohnheiten der ÖsterreicherInnen lässt erkennen, dass RaucherInnen nur zu 13 Prozent, NichtraucherInnen hingegen zu 48,4 Prozent das Rauchen als große Gefahr für die Gesundheit einschätzen; 17,8 Prozent der RaucherInnen, aber nur 2,4 Prozent der Nichtraucher und Nichtraucherinnen sehen im Rauchen überhaupt keine Gefahr für die Gesundheit. Ex-RaucherInnen stehen in ihrer Meinung über die Gesundheitsgefährdung durch das Rauchen NichtraucherInnen sehr nahe.

SLOVIC beschäftigte sich auch eingehend mit den internen Studien der Tabakindustrie: Diese lassen erkennen, dass die Tabakkonzerne jahrelang ausgeklügelte Marktforschungen und Untersuchungen zum Konsumentenverhalten durchführten. SLOVIC zog aus diesen Dokumenten den Schluss, dass Menschen, die mit dem Rauchen beginnen, in stärkerem Ausmaß von Bildern,

Vorstellungen, positiven Affekten und Gefühlen sowie sozialen Bindungen gelenkt werden, also Komponenten, die auf Erfahrung basieren, und nicht so sehr durch Logik, Vernunft oder Risikoanalyse, und dass dieses Wissen von der Tabakindustrie zur Vermarktung der Tabakprodukte eingesetzt wird. SLOVIC dazu:

> *„The companies have utilized this understanding in promoting and marketing their cigarettes. As a result consumers and potential consumers experience positive feelings toward smoking and a reduced perception of risk. Because of this feelings and perceptions, it is more likely that non-smokers will start smoking and current smokers will not quit."*
>
> *(„Die Unternehmen haben dieses Wissen für die Bewerbung und Vermarktung ihrer Zigaretten genutzt. Folglich verbinden KonsumentInnen und potenzielle KonsumentInnen positive Gefühle mit dem Rauchen und können das damit zusammenhängende Risiko nur in geringem Maß wahrnehmen. Aufgrund dieser Gefühle und Wahrnehmungen ist die Wahrscheinlichkeit, dass NichtraucherInnen zu rauchen anfangen und RaucherInnen nicht damit aufhören, größer.")*

Einige der internen Dokumente werden sogar als „smoker psychology research" („Psychologische Erforschung von RaucherInnen") bezeichnet. Fragen, mit denen sich diese Dokumente beschäftigten, waren unter anderem:

- *„Why do 70 million Americans and countless millions outside of the United States smoke despite parental admonition, doctors, warnings, governmental taxes, and health agency propaganda?"*
- *„What benefits do smokers wittingly or unwittingly find in smoking that outweigh the real or imaginary risks that the same smokers feel?"*

- *„Why do some people not smoke, others smoke relatively few cigarettes, still others many, some merely puff superficially, while others inhale deeply?"*
- *„Why do some people start very young, while others wait until middle life to begin smoking?"*

- *(„Warum rauchen 70 Millionen AmerikanerInnen und zahllose Millionen Menschen außerhalb der Vereinigten Staaten trotz elterlichen Zuredens, ärztlicher Warnungen, staatlicher Steuern und der Propaganda von Gesundheitsorganen?"*
- *„Welche Vorteile finden RaucherInnen bewusst oder unbewusst beim Rauchen, die die wirklichen oder scheinbaren Risiken überwiegen, welche die gleichen RaucherInnen empfinden?"*
- *„Warum rauchen manche Menschen nicht, andere verhältnismäßig wenige Zigaretten und wieder andere viele, paffen manche bloß oberflächlich, während andere tief inhalieren?"*
- *„Warum beginnen einige Menschen sehr früh mit dem Rauchen, während andere erst in der Mitte ihres Lebens damit anfangen?")*

Und die Tabakindustrie kam durch diese Forschungen zum Schluss, dass die Warnhinweise auf den Zigarettenpackungen von Jugendlichen sogar als Verkaufsanreiz wahrgenommen werden können, da das Spiel mit der Gefahr und mit Verboten gerade für Kinder und Jugendliche eine große Anziehungskraft besitzt; denn der Heranwachsende will existenziellen Herausforderungen nachspüren, durch die er seine Kräfte, Ängste, Hoffnungen, Sehnsüchte und Grenzen erfährt. Unter den Gedanken, die sich die Tabakindustrie über neue Zigarettenmarken für den Jugendmarkt machte, sticht wohl eindeutig eine Passage aus einem Memorandum von R. J. REYNOLDS ins Auge:

„Finally, if the ‚older' establishment is preaching against smoking, the anti-establishment sentiment discussed above would cause the young to want to be defiant and smoke. Thus, a new brand aimed at the young group should not in any way be promoted as a ‚health' brand, and perhaps should carry some implied risk. In this sense the warning label on the package may be a plus."

(„Schließlich, wenn das ‚ältere' Establishment gegen das Rauchen ins Feld zieht, würde das zuvor erörterte Gefühl des Anti-Establishments bewirken, dass die Jungen sich widersetzen und rauchen wollen. Daher sollte eine neue Zigarettenmarke, die auf ein junges Publikum abzielt, keinesfalls als ‚Gesundheits'-Marke beworben werden, vielleicht sollte sie sogar ein gewisses Risiko implizieren. In diesem Sinne könnte der Warnhinweis auf der Schachtel ein Vorteil sein.")

In welch starkem Maß Werbung unser Unterbewusstsein durch verschiedenste Sinneseindrücke beeinflussen kann, wird von den Gesundheitsbehörden noch immer unterschätzt – der Tabakindustrie ist das Wissen um die Macht der Werbung schon lange bekannt. Indem sie Unsummen für Verhaltens- und Wahrnehmungsforschung ausgibt, versucht sie die Bedürfnisse der KonsumentInnen bis ins kleinste Detail zu erforschen. Denn dadurch kann sie mit ihren Werbebotschaften noch erfolgreicher in der Beeinflussung und Verzerrung unserer Wahrnehmung sein: Die Bilder, die sie transportiert, lassen die Risiken, die mit dem Konsum gefährlicher Produkte verbunden sein können, verblassen oder stellen sie gar als erstrebenswert dar.

6. Lüge und Manipulation – das Komplott der Tabakindustrie

Um die Mitte des 20. Jahrhunderts beobachteten MedizinerInnen und Vertreter von Gesundheitsbehörden in den USA und in Großbritannien einen alarmierenden Anstieg von Lungenkrebs. Zahlreiche Studien belegten einen Zusammenhang mit dem Konsum von Zigaretten. Die großen Tabakkonzerne fühlten sich durch diese wachsende Lawine an Beweisen über die Gesundheitsschädlichkeit des Rauchens bedroht und beschlossen zu handeln.

War Lungenkrebs im Jahr 1900 noch praktisch unbekannt als Todesursache, gab es 1935 bereits rund 4.000 Lungenkrebstote. Ein Jahrzehnt später hatte sich die Todesrate von Männern aufgrund von Lungenkrebs schon verdoppelt. Die gewaltige Zunahme dieser Erkrankung war die dramatische Folge der Massenproduktion und des Massengebrauchs von Zigaretten ab dem frühen 20. Jahrhundert; denn das Risiko, Krankheiten wie Lungenkrebs zu entwickeln, wird offenbar umso größer, je tiefer Chemikalien in die Lunge eindringen. Bei der Nikotinzufuhr spielt die „Schnittbreite" des Tabaks eine große Rolle: Sie beeinflusst die Partikelgröße der flüssigen Tröpfchen im Rauch-Aerosol – je feiner die „Schnittbreite", desto schneller brennt der Tabak und desto kleiner sind die Partikel im Rauch. Die Partikelgröße wiederum beeinflusst die Geschwindigkeit und den Ort der Partikelabsorption und entscheidet darüber, wie viel Nikotin in die Lunge kommt und wie schnell es in die Blutbahn aufgenommen wird. Daher scheinen die modernen Produktionsmethoden von Zigaretten letztlich wohl auch für diesen Anstieg an Lungenkrebsopfern zu Beginn des 20. Jahrhunderts mitverantwortlich gewesen zu sein.

Die anfänglichen Spekulationen über den Zusammenhang zwischen Zigarettenrauchen und diversen Krankheiten wurden bis Mitte der 50er-Jahre durch zahlreiche öffentliche Studien und Untersuchungen über die Auslöser und Ursachen dieser Erkrankungen (z. B. Statistiken zum Lungenkrebsrisiko) bestätigt. Unzählige Krebs erregende Substanzen im Tabakrauch konnten identifiziert und untersucht werden.

Erst vor einigen Jahren tauchten die einst geheim gehaltenen internen Dokumente der Tabakindustrie auf: Ihr Inhalt gibt nicht nur ein beschämendes, sondern auch ein schockierendes Zeugnis vom weltweiten Geschäftsgebaren der Tabakkonzerne! Wie aus diesen Dokumenten ersichtlich, standen die Ergebnisse der streng geheimen Forschungen der Tabakindustrie nämlich im Einklang mit den wissenschaftlichen Ergebnissen der öffentlichen Studien.

Dies geht auch eindeutig aus der Zeugenaussage von WILLIAM A. FARONE, einem ehemaligen wissenschaftlichen Leiter bei PHILIP MORRIS, hervor:

> *„There was widespread acceptance (at Philip Morris) that smoking caused disease. I never talked with a scientist at Philip Morris who said that smoking doesn't cause disease."*
>
> *(„[Bei Philip Morris] herrschte breite Akzeptanz für die Tatsache, dass Rauchen Krankheiten verursachte. … Ich habe*

nie mit einem Wissenschafter bei Philip Morris gesprochen, der behauptet hätte, dass Rauchen keine Krankheit verursache.")

Oder: *„... by 1961, Philip Morris had identified most of the same basic classes of chemical compounds that were considered to be the most harmful substances in cigarette smoke ..."*

(„... Bereits 1961 hatte Philip Morris mehrheitlich die gleichen Grundklassen chemischer Verbindungen entdeckt, die als die schädlichsten Substanzen im Zigarettenrauch angesehen wurden ...")

Der Tabakindustrie war demnach seit langem bekannt, dass Zigaretten eine Vielzahl zellgiftiger und Krebs erregender Stoffe enthalten, die zum Großteil erst während des Verbrennungsprozesses (der Pyrolyse) im Tabakrauch entstehen. Sie wussten somit auch um die krank machenden Eigenschaften ihrer Produkte.

Der Umfang des Wissens und die skrupellose Vertuschung aller Erkenntnisse werden erst langsam aus den internen Dokumenten und den Zeugenaussagen weltweit führender Expertinnen und Experten in den verschiedenen Gerichtsprozessen gegen die Tabakindustrie ersichtlich. Dennoch leugnet und bestreitet die Tabakindustrie bis zum heutigen Tag, dass sie gegenüber der öffentlichen Wissenschaft einen gewaltigen Wissensvorsprung hatte.

Bereits 1953 fand als Reaktion auf die zahlreichen Forschungen zur Gesundheitsschädlichkeit des Rauchens ein geheimes Treffen der Vorstandsvorsitzenden der fünf großen US-Tabakkonzerne (Philip Morris, R. J. Reynolds, Brown & Williamson, Lorillard und American) mit Vertretern der Public-Relations-Firma Hill & Knowlton im Plaza Hotel von New York City statt. Dieses Treffen markierte die Geburtsstunde der größten Public-Relations-Kampagne der nächsten fünf Jahrzehnte, der sich auch andere Tabakkonzerne wie Liggett und British American Tobacco (später Mutterkonzern von Brown & Williamson) anschlossen. Mit Hilfe des – von der Tabakindustrie finanzierten und kontrollierten – Tobacco Industry Research Committee (TIRC), später umbenannt in Council for Tobacco Research (CTR), und des später gegründeten Tobacco Institute (TI) wurde der Grundstein für eine der größten Manipulationskampagnen geschaffen. Tenor der Kampagne war die generalstabsmäßige Bekämpfung der wachsenden Beweise, dass Rauchen eine Ursache schwerwiegender Erkrankungen sei. Folgende Methoden sollten dabei zum Einsatz kommen: Irreführung und Täuschung der KonsumentInnen durch Verbreitung von Unwahrheiten und Halbwahrheiten, Vorspiegelung falscher Tatsachen, Fabrikation von wissenschaftlichen „Kontroversen" sowie offensichtliche Verschleierung bzw. Geheimhaltung von Forschungsergebnissen. Auch das Vernichten von möglicherweise belastendem Dokumentenmaterial scheint Teil dieser Strategie gewesen zu sein und zur üblichen Geschäftsroutine der Tabakkonzerne zu gehören. So steht in einem vertraulichen Dokument mit dem Titel „Notice of active records disposal" („Notiz zur Beseitigung aktueller Aufzeichnungen/Akten"):

> *„... to initial each line below to indicate that the appropriate records have been destroyed."*
>
> *(„... jede folgende Zeile abzeichnen, als Hinweis darauf, dass die entsprechenden Aufzeichnungen vernichtet wurden.")*

Doch noch immer existieren unzählige interne Dokumente der Tabakindustrie, die beweisen, dass in Wirklichkeit eine völlig andere Strategie zum Einsatz kam, als es die Passage einer Presseaussendung aus dem Jahre 1954 mit dem Titel *„Frank Statement to Cigarette Smokers“* (Offene Erklärung an Zigarettenraucherinnen und Zigarettenraucher“) glauben lassen möchte:

> *„...we accept an interest in people,s health as a basic responsibility, paramount to every other consideration in our business.“*
>
> *(„... Wir sehen das Interesse an der Gesundheit der Menschen als Grundverantwortung an, die Vorrang hat vor jeder anderen Überlegung in unserem Unternehmen.“)*

Die Dokumente belegen eindeutig, dass dieses vermeintliche Verantwortungsbewusstsein für die Gesundheit von RaucherInnen nur eine gigantische PR-Masche und die Tabakindustrie offensichtlich um die Verschleierung von Tatsachen bemüht war! So gibt HELMUT WAKEHAM, einer der Direktoren von PHILIP MORRIS, in einem internen Dokument aus dem Jahre 1970 zu:

> *„... CTR [Council for Tobacco Research] and the Industry have publicly and frequently denied what other find as ‚truth‘. Let's face it. [!] We are interested in evidence which we believe denies the allegation that cigaret smoking causes disease. If the CTR program is aimed in this direction, it is in effect trying to prove the negative, that cigaret smoking does not cause disease. Both lawyers and scientists will agree that this task is extremely difficult, if not impossible.“*
>
> *(„... CTR [Council for Tobacco Research; Rat für Tabakforschung] und die Industrie haben öffentlich und häufig negiert, was andere als ‚Wahrheit‘ ansehen. Dem müssen wir uns stellen. [!] Wir sind an Beweismaterial interessiert, von dem wir glauben, dass es die Vermutung widerlegt, dass Zigarettenrauchen Krankheit verursacht. Wenn das CTR-Programm*

in diese Richtung zielt, wird in der Tat versucht, den Negativbeweis dafür zu erbringen, dass Zigarettenrauchen keine Krankheit verursacht. Sowohl Rechtsanwälte als auch WissenschafterInnen werden darin übereinstimmen, dass dies eine äußerst schwierige, wenn nicht unmögliche Aufgabe ist.")

Die Tabakindustrie, im speziellen Fall in den USA, war an „Beweisen" interessiert, die jeglichen Ursachenzusammenhang zwischen Zigarettenrauchen und Gesundheitsschäden leugneten, und schreckte dabei auch nicht vor Lügen und Täuschungsmanövern zurück: So stritt die Tabakindustrie jahrzehntelang ab, dass Zigarettenrauchen süchtig machen und die Gesundheit schädigen kann. Auch die – mittlerweile nachweislich falsche – Behauptung, der Zusammenhang zwischen Zigarettenkonsum, Passivrauchen und einer Reihe von Krankheiten sei eine legitime „offene Frage", wurde von den Tabakkonzernen gestützt.
Die internen Dokumente zeugen auch davon, dass die Tabakindustrie schon seit den 70er-Jahren um das enorme Kostenvolumen weiß, welches durch Ausgaben für Krankheiten, die auf Tabakkonsum zurückgeführt werden können, sowie durch dadurch bedingte Krankenstände entsteht:

„Cigarette smoking is harmful to individuals and is a multimillion dollar public health problem for the Federal Government which in fiscal 1976 paid approximately $ 40 billion of the Nation's $ 139 billion health bills."

(„Zigarettenrauchen ist für den Menschen schädlich und stellt für die öffentliche Hand ein millionenschweres Gesundheitsproblem dar, welches im Steuerjahr 1976 rund 40 Milliarden Dollar der insgesamt 139 Milliarden Dollar an Gesundheitsausgaben verursacht hat.")

Seit kurzem wird von den Tabakkonzernen eine völlig andere Taktik angewendet: So veröffentlichen PHILIP MORRIS USA und PHILIP MORRIS INTERNATIONAL auf ihren Firmen-Websites Stellungnahmen von Public-Health-ExpertInnen zum Thema Rauchen und bestätigen, dass sie mit den medizinischen und wissenschaftlichen Erkenntnissen betreffend das Suchtpotenzial und die gesundheitlichen Folgewirkungen des Rauchens übereinstimmen – das gesundheitsgefährdende Produkt Zigarette produzieren, vermarkten und verkaufen sie aber nach wie vor.

7. Die moderne Zigarette

Es stellt sich natürlich die Frage, womit wir es bei einer Zigarette, dem am häufigsten konsumierten Tabakprodukt, heute wirklich zu tun haben, denn das ursprüngliche Naturprodukt Tabak wurde von der Tabakindustrie in Form der heute am Markt angebotenen Zigarette zu einem hochtechnologischen Produkt entwickelt: durch Beimengung von Zusatzstoffen, deren gesundheitliche Risiken enorm und bislang nur unzureichend erforscht sind.

Zigaretten enthalten eine Vielzahl zellgiftiger und Krebs erregender Stoffe, die zum Großteil erst während des Verbrennungsprozesses (Pyrolyse) entstehen. Für die Gesundheitsschädlichkeit von Zigaretten ist die Gesamtmenge aller toxischen Stoffe, die in den Zigaretten und im Zigarettenrauch enthalten sind, ausschlaggebend. Bei der Produktion der „modernen" Zigarette bedient sich die Tabakindustrie der Zusatzstofftechnologie: Die heute in den USA und in Europa erhältliche Zigarette enthält eine Reihe von Zusatzstoffen, die bis zu 25 Prozent ihres Gesamtgewichts ausmachen können. Die meisten sind in Form von Zucker, Geschmacksstoffen und Feuchthaltemitteln enthalten. Weitere Zusatzstoffe sind: Aromen, Früchte, Gewürze, Tee, Zuckerarten, Stärke, Glycerin und Propylenglycol, Klebe-, Haft- und Verdickungsmittel wie Gelatine, Schellack, Carboxymethylcellulose, Mischungen aus Polyvinylacetat und Polyvinylalkohol, Konservierungsstoffe, Weißbrand- und Brandbeschleunigungsmittel, Farbstoffe, Bindemittel usw. Ammoniak und Ammoniak-ähnliche Substanzen sind ebenfalls übliche Zusatzstoffe: Sie erleichtern die Nikotininhalation. Ammoniak wirkt für das Nikotin auf seinem Weg in den Körper wie eine mehrspurige Autobahn. Es sorgt dafür, dass mehr Suchtgift als üblich noch schneller in den Blutkreislauf gelangt. Ammoniak macht das Nikotin fettlöslicher. Es kann dadurch besser durch die Gewebeschichten im Körper gleiten.

Mit verschiedenen Geschmacksstoffen („flavorants") und Chemikalien wird das natürlich bittere und harsche Nikotin viel leichter inhaliert. Ein wichtiger Stoff dabei ist Menthol. Menthol wirkt wie ein lokales Betäubungsmittel und hilft dadurch bei der Überwindung der natürlichen Irritation durch den Zigarettenrauch. Menthol ist der einzige Zusatzstoff, der aktiv und sichtbar für die KonsumentInnen vermarktet wird. Folgen der spezifischen Mentholeigenschaften sind unter anderem Wirkungen auf die Atemwege, schmerzlindernde Eigenschaften, Geschmacks- und Kühlungseffekte sowie Wirkungen auf das zentrale Nervensystem. Das US Department of Health and Human Services weist darauf hin, dass Menthol zu einer höheren Atemfrequenz, einem erhöhten Atemvolumen sowie einer tieferen Inhalation des Rauches führt. Die Tabakkonzerne setzen Menthol vor allem als „Rauchweichmacher" und als lokales, schmerzlinderndes Mittel in fast allen Zigaretten ein, auch wenn sich diese Beimengung nicht immer geschmacklich auswirkt. Die spezifischen Mentholwirkungen bleiben jedoch auch unterhalb der geschmacklich wahrnehmbaren Grenze erhalten. Um den teilweise zu scharfen Mentholgeschmack zu überdecken, werden weitere Zusatzstoffe wie Pfefferminze, grüne Minze, Gewürznelken oder Kampfer verwendet. Obgleich Menthol hauptsächlich für seine physiologischen und sensorischen Effekte genutzt wird, wirkt es auch auf das zentrale Nervensystem, hat ein eigenständiges Suchtpotenzial und trägt damit zur weiteren Verstärkung der Nikotinsucht bei.

Die Beigabe von Zusatzstoffen wie Menthol, Zucker, Kakao, Vanille, Honig, Zimt, Lakritze, Gewürzen und Fruchtaromen ist insbesondere im Hinblick auf das Rauchverhalten von Kindern und Jugendlichen von Bedeutung, da diese Stoffe den natürlichen strengen Tabakgeschmack überlagern und somit den Einstieg zum Rauchen erleichtern.

Bei den Zusatzstoffen handelt es sich zum Teil um Lebensmittelzusatzstoffe, die bei bestimmungsgemäßer Verwendung in Lebensmitteln beim Verzehr als unbedenklich für die Gesundheit angesehen werden. Beim Zigarettenrauchen werden jedoch durch die hohen Temperaturen (600–900 °C) bei der Verbrennung der zugesetzten Stoffe neue Substanzen gebildet, deren gesundheitliche Risiken – insbesondere im Zusammenwirken mit anderen Inhaltsstoffen des Tabaks – fatal sind. Hinzu kommt, dass die Stoffe nach dem Passieren der Glutzone der Zigarette vor allem im Atemtrakt wirksam werden.

Jeder der Zusatzstoffe in der Zigarettenfüllung erfüllt während des vielschichtigen Verbrennungsprozesses eine bestimmte Funktion. Die chemische Struktur einiger dieser Verbindungen ist bekannt, im Großen und Ganzen ist die Chemie der Zusatzstoffpyrolyse jedoch nur wenig erforscht.

Zusätzlich zu all diesen Zusatzstoffen enthalten die heute angebotenen Zigaretten meist, aus Kostengründen, den so genannten „reconstituted tobacco", ein nitratreiches Zusatzprodukt aus Tabakstaub, Blattrippen und Blattstielen, das aufgrund der mechanischen Ernte der Tabakblätter anfällt und bis zu 30 Prozent der Zigarettenfüllung ausmachen kann. Dieses Zusatzprodukt – das ursprünglich eigentlich nicht zum Rauchen verwendet wurde – steht ebenfalls im Verdacht, zur Krebs erregenden Wirkung des Tabakrauchs beizutragen, und ist zudem mit verantwortlich dafür, dass die eigentliche Menge an Tabak in der Zigarettenfüllung immer weniger wird: So enthielt eine Zigarette in den 80er-Jahren bis zu 40 Prozent weniger Tabak als eine Zigarette in den 40er-Jahren. Die Zigarette von heute kann bis zu 55 Prozent weniger Rohtabak enthalten. Der Rest sind Zusatzstoffe, „reconstituted tobacco" und „expanded tobacco": Dieser wird chemisch behandelt, etwa mit Kohlendioxid oder Trichlorfluormethan, und bekommt dadurch eine vergrößerte Blattzellstruktur, welche die Tabakfüllung in der Zigarette voluminöser macht.
Was hat die Zusatzstoff-Technologie für Auswirkungen auf das Produkt Zigarette? Im Zusammenspiel mit den zahlreichen anderen Verbrennungsprodukten inhaliert der Raucher/die Raucherin dadurch ein Vielfaches an toxischen, kanzerogenen und erbgutschädigenden Substanzen. Dabei hat es die Tabakindustrie offenbar nie interessiert, welche Gesundheitsschädigungen zusätzlich zu den als „allgemein bekannte Gefahren" bezeichneten durch Beimengung der diversen Zusatzstoffe wie zum Beispiel dem jahrzehntelang verwendeten, hoch Krebs erregenden Cumarin entstanden. Die Tabakindustrie scheint ein großes Arsenal an Zusatzstoffen zu

verwenden, das sie unbedingt geheim halten will, denn laut Zeugenaussage des ehemaligen wissenschaftlichen Direktors von PHILIP MORRIS, Dr. FARONE, wurden bislang zwei unterschiedliche Listen mit je 600 Zusatzstoffen veröffentlicht. Die Rede ist hier nicht nur von Zusatzstoffen im Tabak, oder was davon übrig ist, sondern auch von Zusatzstoffen im Filter („filter additives"), die ebenfalls die Bioverfügbarkeit des Nikotins beeinflussen und dadurch zur Suchtsteigerung beitragen können.
Aus internen Dokumenten, vor allem von PHILIP MORRIS, geht außerdem hervor, dass die WissenschafterInnen der Tabakindustrie bereits vor Jahrzehnten erhöhte Pestizidrückstände (Schädlingsbekämpfungsmittel: Pestizide, Fungizide usw.) und erhöhte Radioaktivität im Tabak fanden. Auch diese Pestizidrückstände setzen logischerweise beim Verbrennungsprozess Verbrennungsprodukte frei, die von den RaucherInnen mit inhaliert werden! Dieses Wissen belegt zum Beispiel eine PHILIP MORRIS Inter-Office Correspondence:

> *„It is known that phosphate fertilizers of the type utilized by tobacco growers (as well as by others) contain large amounts of long-lived, naturally occurring radioisotopes ... In addition, questions of levels of naturally occurring radioisotopes in our products have surfaced from time-to-time. Some of these investigations require extreme confidentiality and therefore must be conducted in-house."*
>
> *(„Es ist bekannt, dass phosphathältige Düngemittel, die im Tabakanbau [wie auch anderswo] verwendet werden, große Mengen langlebiger, natürlich vorkommender Radioisotope enthalten ... Zudem traten von Zeit zu Zeit Probleme hinsichtlich der Höhe der natürlich vorkommenden Radioisotope in*

unseren Produkten auf. Manche dieser Untersuchungen müssen äußerst vertraulich behandelt und daher intern durchgeführt werden.")

Natürlich gibt es auch interne Dokumente der Tabakindustrie, die Informationen über die erlaubten und verwendeten Pestizide in den jeweiligen Ländern weltweit enthalten. Dennoch ist zu bezweifeln, dass die Tabakindustrie eine auch nur halbwegs funktionierende Kontrolle und Aufsicht über die Höchstmenge an Rückständen der unzähligen Pestizide und Fungizide hat. Neueste Studien belegen, dass die Tabakkonzerne weltweit Einfluss auf die Obergrenzen und Kontrollen bei Pestiziden und Fungiziden genommen haben und dass Consultants, die für die WHO und andere Kontrollorgane tätig waren, von der Tabakindustrie bezahlt wurden.
Auch das Problem der überhöhten Radioaktivität im Tabak wurde schließlich durch öffentliche Studien aufgezeigt. Die harmloseste öffentliche Studie konnte nachweisen, dass diese Radioaktivität einem 200-maligen Lungenröntgen in einem einzigen Jahr gleichwertig war. Als die Hauptursache dafür in der Verwendung von bestimmten Düngemitteln gefunden wurde, reagierte die Tabakindustrie alles andere als rational und verantwortungsbewusst: Den Vorstandsvorsitzenden der Tabakindustrie war die Gesundheit von über einer Milliarde Menschen einfach zu teuer – sie zogen keinerlei Konsequenzen aus dem Vorgefallenen. Denn der Einsatz des damals verwendeten Düngemittels, unter anderem verantwortlich für die überhöhten radioaktiven Partikelchen, war kostengünstiger als ein umweltverträglicheres Produkt. Und obwohl Patente zur Reduzierung der Radioaktivität existierten, kamen auch diese nicht zum

Einsatz. Aus einer internen Studie („*The Radiological Dose from Cigarette Smoking*"/„*Die radioaktiv wirksame Dosis des Zigarettenrauchens*") von British American Tobacco aus dem Jahr 1989 geht hervor:

> *„Patents exist for the removal of radioactivity from tobacco prior to cigarette manufacture."*
>
> *(„Es gibt Patente zur Entfernung der Radioaktivität aus dem Tabak, die vor der Zigarettenproduktion zum Einsatz kommen können.")*

Diese Patente kamen jedoch nicht zum Einsatz.
Die RaucherInnen sind nicht umfassend informiert, dass durch das Nikotinverabreichungsprodukt Zigarette eine erhöhte Menge an toxischen, kanzerogenen und genetisch schädigenden Verbrennungsprodukten inhaliert werden kann!
Derzeit fordern EU-Parlamentarier ein Verbot von hochgiftigen Zusatzstoffen in Zigaretten, was das Aus für zirka 99 Prozent der heute bekannten Zigaretten bedeuten würde, denn sogar die Zigarettenpapiere sind oft mit Zusatzstoffen angereichert. Gefordert werden außerdem ein Prüfverfahren für die Zulassung von Zusatzstoffen, das die heutigen Möglichkeiten der Analyse von Kanzerogenen nutzt und toxikologische Bewertungen berücksichtigt, sowie eine Prüfung von Zusätzen auf ihre Gesundheitsunbedenklichkeit, die den Anforderungen des Arzneimittelrechts genügt.

8. „Nicotine is NOT addictive"

Für die meisten RaucherInnen ist der Nikotinentzug extrem schwierig, denn das Alkaloid Nikotin ist jener Bestandteil im Tabak, der sowohl für die Wirkung als auch für die Entwicklung der Abhängigkeit verantwortlich ist. Und Nikotin ist eine extrem rasch süchtig machende Substanz. Um dieses enorme Suchtpotenzial wusste die Tabakindustrie seit Jahrzehnten und machte es zum Inhalt zahlreicher Forschungsprojekte. Der Öffentlichkeit wurde dieses Wissen verheimlicht, und das aus gutem Grund ...

Bislang wurden im Tabak 3.044 Einzelstoffe identifiziert, im Tabakrauch 4.800. Rund 1.200 dieser Stoffe kommen sowohl im Tabak als auch im Tabakrauch vor. Etwa 70 dieser Substanzen gelten mittlerweile als Krebs erregend bzw. stehen im Verdacht, Krebs zu erzeugen – hinzu kommen weitere Giftstoffe wie etwa Schwermetalle, radioaktive Isotope wie beispielsweise Polonium-210, Kohlenmonoxid, Blausäure, Methylalkohol und Teerrückstände, ebenfalls Substanzen, die diverse Organschäden hervorrufen können. Unter den Stoffen im Tabak gilt Nikotin als Auslöser für die Abhängigkeit, es versetzt das zentrale Nervensystem in Erregung und sorgt so für den „Kick" beim Rauchen. Nikotin ist eine der wesentlichen Ursachen dafür, dass Raucherinnen und Raucher so schwer von ihrer Sucht lassen können.

Das Rauchen von Tabak stellt die wirksamste Form (!) dar, die psycho-pharmakologischen und physiologischen Wirkungen des Nikotins auf Körper und Hirn zu nutzen. Das mit dem Tabakrauch inhalierte Nikotin erreicht bereits nach wenigen Sekunden das Gehirn. Dort wirkt es auf die Andockstelle für den zentralen Botenstoff der Nervenzellübertragung. Da zwischen den Nervenzellen keine ununterbrochenen Verbindungen bestehen, funktioniert die Übertragung elektrischer Signale nur mittels bestimmter Überträgerstoffe, so genannter Neurotransmitter. Im vegetativen Nervensystem, jenem Teil des Nervensystems, der unbewusst tätig ist und zum Beispiel die Darmbewegungen und den Herzschlag reguliert, ist Acetylcholin (ACh) der wichtigste Transmitter. Nikotin kann dessen Wirkung in vielen Bereichen nachahmen, sodass die Acetylcholin-Rezeptoren auch auf Nikotin reagieren. Da Nikotin wie der eigentliche Transmitter wirkt, kann es zunächst dort eine Erregungsübertragung auslösen, wo Acetylcholin dies im Normalfall auch tut. In größeren Mengen blockiert Nikotin die Synapsen allerdings, weil es langsamer abgebaut wird als Acetylcholin.

Der Reiz des Rauchens scheint gerade darin zu liegen, dass es anregend oder beruhigend sein kann, obwohl sich diese in geringen Mengen anregende und in größeren Mengen lähmende Wirkung von Nikotin vor allem unter Laborbedingungen nachweisen lässt. Die Erregungs- und Lähmungswirkungen von Nikotin auf das vegetative Nervensystem liegen so dicht beieinander und sind individuell so verschieden, dass sein Einsatz als Medikament nicht unumstritten ist.

Sobald Nikotin seine Wirkung in Körper und Hirn entfalten kann, regt es die Freisetzung von Botenstoffen (wie

zum Beispiel Dopamin) und von Hormonen (etwa Adrenalin) an, die verschiedene funktionale Strukturen des Gehirns beeinflussen. Dadurch erhöhen sich die Herzfrequenz und der Blutdruck, Hautwiderstand und Temperatur sinken ab.
Zigaretten enthalten außer Nikotin aber noch eine ganze Reihe an Substanzen, welche die Suchtwirkung von Nikotin potenzieren: Durch den Einsatz von Levulinsäure, Zitronensäure, Maleinsäure und Milchsäure wird die Bindung des Nikotins an seine Rezeptoren im Gehirn gesteigert. Ammonium, das dem Tabak bei der Verarbeitung künstlich zugesetzt wird, beschleunigt die Wirkung von Nikotin. Der im Tabakblatt enthaltene und zusätzlich künstlich zugesetzte Zucker wird durch den Verbrennungsprozess zum suchtverstärkenden Acetaldehyd. Acetaldehyd wiederum bewirkt eine Reduktion jenes Enzyms, das im Gehirn Botenstoffe wie Dopamin oder Serotonin abbaut. Dadurch wirken bei RaucherInnen dementsprechend mehr Dopamin und Serotonin auf das Gehirn ein: Dies hat zur Folge, dass mit dem Nikotinkonsum assoziierte positive Gefühle wie Freude, Entspannung usw. ausgelöst werden. Kurzfristig kommt es dadurch auch zur Steigerung der psychomotorischen Leistung, der Aufmerksamkeit, der Gedächtnisleistung sowie der Stresstoleranz, da Nikotin vor allem das Gedächtnis und die Konzentrationsfähigkeit beeinflusst. Nur die konstante Einnahme der Droge Nikotin hilft RaucherInnen jedoch, diese Wirkungen am Leben zu erhalten (!), denn nur dadurch kann der hohe Pegel an Dopamin und Serotonin aufrechterhalten werden, dessen Absinken das wiederholte Empfinden negativer Gefühle zwischen den Zigaretten bewirkt.
Schon relativ rasch nach Beginn des Nikotinkonsums

machen sich psychische und physiologische Entzugssymptome bemerkbar. Diese gelingt es nur durch die neuerliche Nikotinzufuhr zu überwinden und zu überbrücken. Die Entzugserscheinungen können beim Nikotinsüchtigen von innerer Unruhe, Nervosität, Angstzuständen, Verspannung, Aggressivität, Depressionen, Orientierungslosigkeit, Energieverlust, Müdigkeit, Konzentrationsstörungen, innerem oder sichtbarem Zittern, Kopfschmerzen, Schwindelgefühlen, Schwitzen, Schlaflosigkeit, Herzklopfen, intensivem Verlangen nach Zigaretten ... bis hin zu Magenschmerzen, Übelkeit, übermäßigem Essen oder Stuhlproblemen reichen. Diese Suchtwirkungen, die dem Nikotinsüchtigen zu schaffen machen, können natürlich bei jedem/jeder RaucherIn unterschiedlich – leichter oder stärker – ausgeprägt sein.
Während die Entzugserscheinungen durch körperliche Abhängigkeit jedoch nach relativ kurzer Zeit verschwinden, kann die psychische Abhängigkeit durch eingeprägte Verhaltensmuster, die sich im Laufe einer „Raucherkarriere" entwickeln, auch nach Jahren noch vorhanden sein.
Laut ExpertInnenaussage erreichen Pfeifen- und ZigarrenraucherInnen nicht den gleichen Grad an Sucht wie ZigarettenraucherInnen:

> *„In comparison to cigars, which have mildly alkaline smoke that is not necessary to inhale to provide nicotine absorption, cigarettes have smoke that is easier to inhale, and indeed reinforce inhalation with their high speed of nicotine absorption."*
>
> *(„Im Vergleich zu Zigarren, die einen leicht basischen Rauch haben, der nicht inhaliert werden muss, um Nikotin aufzu-*

nehmen, verfügen Zigaretten über einen Rauch, der leichter zu inhalieren ist, und verstärken durch ihre rasche Nikotinaufnahme auch die Inhalation.“)

Dass dieses Wissen auch den Tabakkonzernen nicht fremd war, beweist folgende Passage der Zeugenaussage des ehemaligen wissenschaftlichen Leiters von PHILIP MORRIS, WILLIAM A. FARONE:

„… Hugh Cullmann and Ross Millhiser [Vorstandsvorsitzende von PM] were always praising the addictive nature of the product for maintaining sales … I was told that PM no longer made the pipe Tobacco or ‚smoking tobacco‘ as they called it. At a subsequent Richmond meeting with senior executives I had lunch at a table with Mr. Hugh Cullman. I asked about the history of the ‚smoking tobacco‘ business and he indicated that they had sold it to U.S. Tobacco under license because pipe and cigar smokers do not attain the level of addiction of cigarette smokers and Philip Morris did not want to be bothered with that level of business.“

(„… Hugh Cullmann und Ross Millhiser [Vorstandsvorsitzende von PM] haben den Suchtcharakter des Produkts für die Aufrechterhaltung des Verkaufs immer gepriesen … Mir wurde mitgeteilt, dass PM keinen Pfeifentabak oder so genannten ‚Rauchtabak‘ mehr herstellt. Bei einem späteren Treffen mit führenden Angestellten in Richmond saß ich beim Mittagessen mit Mr. Hugh Cullmann bei Tisch. Ich stellte ihm Fragen zum ‚Rauchtabak‘-Geschäft und er meinte, dass sie den Rauchtabak in Lizenz an die U.S. Tobacco verkauft hätten, weil Pfeifen- und Zigarrenraucher nicht das gleiche Suchtniveau wie Zigarettenraucher erreichten und Philip Morris nicht mit diesem Geschäftsniveau belästigt werden wollte.“)

In den Labors der Tabakindustrie wurde in verschiedenen Tierversuchen entdeckt, dass das Suchtpotenzial von Nikotin gewaltig ist: Nikotin bewirkt, dass es, kurz nachdem mit dem Rauchen begonnen wird, zu einem massiven chemisch-hormonellen Ungleichgewicht in Körper und Hirn kommt. RaucherInnen müssen daher in immer kürzeren Abständen das ursprüngliche Gleichgewicht wieder herstellen, was nur dadurch gelingt, dass dem Körper wieder Nikotin zugeführt wird.
Die Tabakindustrie fand auch sehr früh heraus, dass Rauch als Trägersystem das effektivste und schnellste Nikotinverabreichungssystem darstellt. Als Beispiel zur Untermauerung dieses Präzisionswissens der Tabakindustrie, das zwar innerhalb der Tabakkonzerne zirkulierte, aber nicht an die „Public Health", an Regierungsbehörden und schon gar nicht an die Öffentlichkeit weitergeleitet wurde, kann folgendes Zitat von British American Tobacco/Research and Devolopment aus dem Jahr 1984 unter dem Titel „Physiological Consequences" (Körperliche Auswirkungen") herangezogen werden:

> *„It is well known that nicotine can be removed from smoke by the lung and transmitted to the brain within seconds of smoke inhalation. Since it is the major or sole pharmacologically active agent in smoke, it must be presumed that this is its preferred method of absorption and thus why people inhale smoke."*
>
> *(„Es ist hinlänglich bekannt, dass Nikotin in der Lunge aus dem Rauch extrahiert und wenige Sekunden nach dem Inhalieren des Rauches ins Gehirn weitergeleitet werden kann. Da es der wichtigste bzw. einzige pharmakologisch aktive Wirkstoff im Rauch ist, muss davon ausgegangen werden, dass dies die bevorzugte Methode seiner Aufnahme und der Grund dafür ist, dass Menschen Rauch inhalieren.")*

Der Zweck der Inhalation des Zigarettenrauchs sind also die Aufnahme des Nikotins und sein möglichst schneller Transport zum Hirn!
Aus unzähligen Dokumenten geht hervor, dass zum Beispiel WissenschafterInnen des Research & Development Establishment sehr früh (ab den 60er-Jahren) die pharmakologischen Effekte des Nikotins einzuschätzen wussten:

> *„... Nicotine has well documented pharmacological action ..."*
>
> *(„... Nikotin hat eine gut dokumentierte pharmakologische Wirkung ...")*

In den Forschungseinrichtungen von BAT (British American Tobacco) wurde herausgefunden, dass Nikotin sowohl als Stimulans als auch als Beruhigungsmittel („tranquillizer") fungieren kann.

> *„... chronic intake of nicotine tends to restore the normal physiological functioning of the corticotropin system, so that ever-increasing dose levels of nicotine are necessary to maintain the desired action. A body left in this unbalanced status craves for renewed drug intake in order to restore the physiological equilibrium. This unconscious desire explains the addiction of the individual to nicotine ...*
> *In conclusion, a tentative hypothesis for the explanation of nicotine addiction would be that of an unconscious desire to restore the normal physiological equilibrium of the corticotropin releasing system in a body in which the normal functioning of the system has been weakened by chronic intake of nicotine."*
>
> *(„... Die chronische Aufnahme von Nikotin führt dazu, die normale physiologische Funktion des Kortikotropin- [= Hormon* – Anmerkung der AutorInnen*] Systems wiederherzustellen,*

sodass ständig steigende Nikotindosen notwendig sind, um die gewünschte Wirkung aufrechtzuerhalten. Ein Körper, der in diesem Status des Ungleichgewichts belassen wird, lechzt nach einer neuerlichen Drogenaufnahme, um das physiologische Gleichgewichtwieder herzustellen. Dieser unbewusste Wunsch erklärt die Sucht des Einzelnen nach Nikotin ... Abschließend könnte eine mögliche Hypothese zur Erklärung der Nikotinsucht lauten, dass es sich dabei um den unbewussten Wunsch handelt, das physiologische Gleichgewicht des Kortikotropin ausschüttenden Systems in einem Körper wieder herzustellen, dessen normale Funktion durch chronische Nikotinaufnahme geschwächt worden ist.")

Diese und ähnliche Forschungserkenntnisse veranlassten den damaligen Vizepräsidenten von Brown & Williamson Tobacco Company, Addison Yeaman, in einem „Strictly Private and Confidential" („Streng privaten und vertraulichen") Memorandum zu schlussfolgern:

„Moreover, nicotine is addictive ... We are then in the business of selling nicotine, an addictive drug effective in the release of stress mechanism."

(„Außerdem ist Nikotin suchterzeugend ... Wir machen also Geschäfte mit dem Verkauf von Nikotin, einer süchtig machenden Droge, die die Freisetzung von Stressmechanismen bewirkt.")

Und auch der wissenschaftliche Direktor von BAT, Sir CHARLES ELLIS, verkündete im Jahr 1962:

„As a result of these various researches we now possess a knowledge of the effects of nicotine far more extensive than exists in published scientific literature ... For good reasons, the results of Battelle,s work have been kept at a high level of secrecy ..."

(„Als Ergebnis dieser verschiedenen Forschungsarbeiten verfügen wir heute über eine Kenntnis der Auswirkungen von Nikotin, die weit über das in der wissenschaftlichen Literatur veröffentlichte Wissen hinausgeht ... Aus gutem Grund blieben die Ergebnisse von Battelle's Arbeit höchster Geheimhaltung unterworfen ...")

Die Tabakkonzerne wussten seit Jahrzehnten, dass Zigaretten im Wesentlichen eine Abgabevorrichtung für das Suchtmittel Nikotin darstellen. Die süchtig machende Natur von Nikotin, um welche die Tabakindustrie seit den 60er-Jahren weiß, trug also mit zum Erfolg des Produkts Zigarette bei:

„... as the force from the psychological symbolism subsides, the pharmacological effect takes over to sustain the habit ..."

(„... sobald die Kraft der psychologischen Symbolik abnimmt, wird die Gewohnheit durch die pharmakologische Wirkung übernommen ...")

Daher verschwieg die Tabakindustrie der Öffentlichkeit bewusst dieses Vorsprungswissen, das erst durch die US-Gerichtsprozesse in unser Bewusstsein gelangte. Die Angst der Tabakindustrie, dass gerade das Suchtpotenzial des Produkts Zigarette in einem Prozess als schlagkräftiges Argument eingesetzt werden könnte, wird im folgenden Zitat aus einem „Tobacco Institute"-Dokument deutlich:

„Shook, Hardy reminds us, I'm told, that the entire matter of addiction is the most potent weapon a prosecuting attorney can have in a lung cancer/cigarette case. We can't defend continued smoking as ‚free choice' if a person was addicted."

(„Shook, Hardy [Anwaltskanzlei – Anmerkung der AutorInnen*] macht uns, wie ich erfuhr, darauf aufmerksam, dass die*

gesamte Suchtfrage die wirkungsvollste Waffe ist, über die ein Anklagevertreter in einem Prozess, bei dem es um Lungenkrebs/Zigaretten geht, nur verfügen kann.
Wir können ständiges Rauchen nicht als ‚freie Entscheidung' verteidigen, wenn die betreffende Person abhängig war.")

Diese Befürchtungen wurden noch konkreter, nachdem die für PHILIP MORRIS arbeitenden Wissenschafter DE NOBLE und MELE im Jahr 1984 herausgefunden hatten, dass das Verbrennungsprodukt von Zucker – Acetaldehyd – die süchtig machende Wirkung von Nikotin verstärken kann. Das Forschungsprojekt wurde daraufhin sofort beendet, das Laboratorium geschlossen. Die Begründung dafür war laut Dr. FARONE, einem der wissenschaftlichen Direktoren von PHILIP MORRIS:

„We were told that the work showed proof of addictive effects which was negative to the company position and that any research that was contrary to the company position in the areas of smoking and health and addiction would be shut down, as explained by Fred Newman, Assistant General Counsel."

(„Man sagte uns, die Arbeit habe den Beweis für eine süchtig machende Wirkung erbracht, was sich auf das Ansehen des Unternehmens negativ auswirkte, und dass alle Forschungsarbeiten, die dem Standpunkt des Unternehmens in den Bereichen Rauchen, Gesundheit und Sucht zuwiderliefen, daher beendet werden würden, wie der stellvertretende Generalrat Fred Newmann erklärte.")

Die Forschungen rund um das Nikotin, die Nikotinsucht und in weiterer Folge die suchtverstärkenden Technologien (wie den pH-Wert) wurden jedoch von allen größeren und kleineren Tabakkonzernen systematisch und mit einer unglaublichen Präzision weiter verfolgt. Denn

schon bald sollte dieses Wissen von der Tabakindustrie für ihre Zwecke genutzt werden!
Im Jahr 1994 hielt der US-Kongress mehrere öffentliche Anhörungen ab. Die Themen waren unter anderem: die süchtig machende Wirkung, „Design" und Manipulation von Zigaretten durch die Tabakindustrie. Diese Anhörungen, die vor dem Unterausschuss für Gesundheit und Umwelt stattfanden, wurden unter dem Namen „WAXMAN Hearings" berühmt. Die Vorstandsvorsitzenden („CEOs") der großen US-Tabakkonzerne – Philip Morris, Brown & Williamson, R. J. Reynolds, Lorillard, Liggett und American Tobacco Company – erschienen freiwillig zu dieser Anhörung am 14. April 1994. Unter Eid schwor ein Vorstandsvorsitzender nach dem anderen, dass NIKOTIN NICHT SÜCHTIG MACHE. Alle Vorstandsvorsitzenden leugneten, dass ihre hausinternen Forschungen zeigten, dass Nikotin süchtig mache, und sie bestritten, das Nikotin absichtlich zu manipulieren. CAMPBELL, Präsident und CEO von PHILIP MORRIS, sagte zum Beispiel unter Eid aus:

„I believe that nicotine is not addictive, yes."

(„Ja, ich glaube, dass Nikotin nicht süchtig macht.")

Doch die Verantwortlichen der Tabakindustrie waren zu diesem Zeitpunkt schon längst weiter gegangen: Indem sie suchtsteigernde Technologien einsetzten, nutzten sie die süchtig machende Natur von Nikotin ganz bewusst zur Absatzsteigerung des Produkts Zigarette!

Nikotin – Alkohol

Wie unterscheidet sich Nikotin von der in unserer Kultur ebenfalls gesellschaftlich akzeptierten Droge Alkohol? Alkohol wird, im Gegensatz zu Nikotin, vom Körper relativ langsam aufgenommen, sodass es um die 30 Minuten braucht, bis sich seine Auswirkungen auf das Gehirn bemerkbar machen. Alkohol beeinträchtigt die Hirnfunktionen, was zur Enthemmung, zur Verlangsamung der Wahrnehmung und zu verminderter Reaktionsfähigkeit führt, bringt aber nicht die rasche Anregung, die mit dem Konsum einer Zigarette verbunden ist. Die psychoaktiven Wirkungen von Alkohol unmittelbar nach dem Konsum sind spürbar anders: Die Vergiftungserscheinungen sind relativ rasch zu spüren. Wenn man zu viel und/oder zu schnell trinkt, leidet der Gleichgewichtssinn, im schlimmsten Fall kann man das Bewusstsein verlieren. Auch das Suchtpotenzial von Alkohol ist ein anderes: Um abhängig zu werden, muss Alkohol über eine längere Zeit konsumiert werden.

Das Suchtpotenzial von Nikotin ist sehr hoch. Erste Anzeichen einer Tabakabhängigkeit können bei Kindern und Jugendlichen bereits innerhalb weniger Wochen nach Beginn des nur gelegentlichen Zigarettenkonsums auftreten: Schon nach zirka 100 gerauchten Zigaretten sind die ersten spürbaren Entzugserscheinungen nachweisbar.

Die Verträglichkeit des Rauchens hängt vom „Training" ab: Eine Dosis, von der ErstkonsumentInnen schwindlig und übel wird, hat bei geübten Raucherinnen und Rauchern keinen merklichen Effekt. Bei NichtraucherInnen beträgt die Halbwertszeit von Nikotin im Körper 120 Minuten. Diese Zeitspanne sinkt bei starken RaucherInnen auf 20 bis 30 Minuten ab. Es wird angenommen, dass RaucherInnen in der Lage sind, das Nikotin immer rascher abzubauen, sodass darauf der Effekt der Gewöhnung und Toleranzbildung beruht, mit der Tendenz, die Dosis im Lauf der Zeit immer mehr zu erhöhen. Denn das Gehirn versucht sich an die permanente Verfügbarkeit von Nikotin anzupassen: Diese Anpassung oder Toleranz (Neuroadaptation) beinhaltet bei chronischem Nikotinmissbrauch auch Änderungen der Gehirnstruktur, da die Zahl der Rezeptoren mit zunehmender Gewöhnung an die Substanz zunimmt und diese unempfindlicher werden, sodass das Gehirn größere Dosen des Suchtmittels braucht.

Alkohol wirkt unter anderem an denselben Rezeptoren wie Nikotin. Er blockiert diese, was dazu führt, dass mehr geraucht werden muss, um ein Gefühl der Entspannung zu spüren.

9. Suchtsteigernde Technologien

Schon seit den frühen 60er-Jahren, als exzellente WissenschafterInnen von British American Tobacco (BAT) in den streng geheimen Battelle-Laboratorien Experimente rund um Nikotin und Nikotinsucht durchführten, verfügt die Tabakindustrie über ein unglaubliches Vorsprungswissen: speziell über das Suchtpotenzial von Nikotin. Sie verheimlichte dieses Wissen gezielt und setzte die Kenntnisse zur Manipulation des Nikotingehalts ein, um den Absatz des Produkts Zigarette weiter zu steigern!

Vielleicht haben Sie den Film „The Insider" aus dem Jahr 1999 gesehen, in dem die mutigen Enthüllungen des vom Schauspieler RUSSELL CROWE dargestellten Wissenschafters JEFFREY WIGAND die Methoden der Tabakindustrie aufzeigen! Diese Verfilmung basiert auf wahren Geschehnissen, zeigt aber, wie sich mittlerweile herausstellte, nur einen kleinen Ausschnitt der erschreckenden und gewissenlosen Machenschaften der großen Wirtschaftskonzerne.
Laut Zeugenaussage von WILLIAM A. FARONE (ehemaliger wissenschaftlicher Leiter bei Philip Morris) waren der Tabakindustrie die rund 57 verschiedenen Zigarettenparameter, wie die Mischung der Tabaksorten („Blending"), die Filtration, die Ventilation oder die Partikelgröße, die für den Grad der Suchtwirkung, die Toxizität,

Kanzerogenität und Mutagenität des Zigarettenrauchs verantwortlich sind, seit den 60er-Jahren bekannt. Dieses Wissen versuchte sie gegenüber der allgemeinen Wissenschaft und der Öffentlichkeit jedoch streng geheim zu halten – offensichtlich aus gutem Grund! Denn ab diesem Zeitpunkt setzte die Tabakindustrie einen Schwerpunkt auf die Erforschung der pharmakologischen Wirkungen von Nikotin und ihre Manipulationsmöglichkeiten. Die internen Dokumente aus dem Jahr 1966 belegen, dass die Tabakkonzerne diesen Schritt weiter gingen:

> *„Investigations at R.&D.E. [Research Development Establishment] are aimed at finding out more about the factors controlling nicotine absorption in the human respiratory system. Extractable and Non-extractable nicotine ..."*
>
> *(„Die Forschungsarbeiten bei R.&D.E. [Research Development Establishment] zielen darauf ab, mehr über die Faktoren herauszufinden, die die Nikotinaufnahme in den menschlichen Atemwegen kontrollieren. ‚Extractable' und ‚non-extractable' Nikotin ...")*

Was war mit den Fachbezeichnungen „extractable" und „non-extractable nicotine" gemeint? Ein Dokument mit dem Titel „Further Work on ‚Extractable Nicotine'" („Weitere Arbeit über ‚Extractable Nicotine'") beschreibt, dass das so genannte „extractable" Nikotin im Vergleich zum „normalen" Nikotin von RaucherInnen leichter aufgenommen wird. Dieses „extractable" Nikotin wurde als Nikotin-Base angenommen, das Vorliegen des „non-extractable" Nikotin hingegen in säuerlicher Salzform. Der damalige Bericht versuchte eine Definition für den Zusammenhang zwischen „extractable" Nikotin und Raucherreaktion aufzustellen. Für die Wissenschafter und die Wissenschafterinnen schien die verstärkte Raucherreaktion auf das basische Nikotin mit dessen rascherer Aufnahme durch das Hirn in Zusammenhang zu stehen. Was in den Labors von BAT damals entdeckt wurde, steht im Einklang mit den heute etablierten wissenschaftlichen Erkenntnissen, dass dieses so genannte „extractable" Nikotin (auch „free nicotine" oder unionisiertes bzw. ungebundenes Nikotin genannt) rasch im Mund und in der Nase aufgenommen wird, während die gewöhnliche ionisierte Form des Nikotins kaum vom Mund aufgenommen wird.

Schon relativ früh machte man sich in den Machtzentralen der Tabakkonzerne Gedanken darüber, dass die Existenz und das Überleben der Tabakindustrie von der Intensität (!) und der Natur der pharmakologischen Wirkungen des Nikotins abhängig sein würde. So waren sich die WissenschafterInnen der Tabakindustrie auch darüber einig, dass eine Minimummenge an Nikotin für die „Konsumentenakzeptanz" des Produkts Zigarette notwendig sei. Im Jahr 1970 einigte man sich auf der St. Adele Research-Konferenz:

> *„... The chemical form has been shown to affect the rate [Geschwindigkeit] of absorption by the smoker ..."*
>
> *(„... Es wurde der Beweis erbracht, dass die chemische Form die Geschwindigkeit der Nikotinaufnahme durch den/die RaucherIn beeinflusst ...")*

Im gescheiterten Versuch, eine ähnlich wirkende analoge Ersatzdroge zu finden, falls Nikotin selbst eines Tages aufgrund der kardiovaskulären und anderen Schädigungen, die es verursacht, unakzeptabel werden sollte, wurden die pharmakologischen Wirkungen des Nikotins in einem BAT-Bericht von 1972 mit dem Titel

„Preparation and Properties of Nicotine Analogues" („Zubereitung und Eigenschaften von Nikotin ähnlichen Wirksubstanzen") diskutiert:

> *„... It has been suggested that a considerable proportion of smokers depend on the pharmacological action of nicotine for their motivation to continue smoking ... If this view is correct the present scale of the tobacco industry is largely dependent on the intensity and nature of the pharmacological action of nicotine ... An alternative product could come from the pharmaceutical industry. With a socially acceptable route for administration, and with medical endorsement, the product could be successful ... The effect could be inhibited by an antagonist, and cigarettes would tend to become insipid. Such an antagonist could arise by accident or design from the pharmaceutical industry ..."*
>
> *(„... Es wurde behauptet, dass die Motivation weiter zu rauchen bei einem beträchtlichen Teil der RaucherInnen von der pharmakologischen Wirkung von Nikotin abhängt ...Wenn das stimmt, so ist die momentane Größe der Tabakindustrie weitgehend von der Intensität und der Art der pharmakologischen Wirkung von Nikotin abhängig ... Die pharmazeutische Industrie könnte ein Alternativprodukt entwickeln. Mit einer sozial verträglichen Verabreichung und medizinischer Unterstützung könnte dieses Produkt Erfolg haben ... Die Wirkung könnte so durch einen Antagonisten (blockiert die Neurotransmitter, so dass die Wirkung und das Hochgefühl bei Einnahme der Droge ausbleibt –* Anmerkung der AutorInnen*) beeinträchtigt und Zigaretten dadurch möglicherweise schal werden. Ein solcher Hemmstoff könnte zufällig oder bewusst von der pharmazeutischen Industrie in Umlauf gesetzt werden ...")*

Die internen Dokumente zeigen auf, welch präzises Wissen die BAT-Studien über die unterschiedlichen Nikotinformen und deren Wirkungen auf RaucherInnen bereits hatten: Sie interessierten sich sehr für die Nikotinabsorption im Mund. Die verminderte Aufnahme von Nikotin im Mund wurde als eine Funktion des pH-Wertes des Rauchs angesehen, während die rasche Aufnahme bzw. Absorption des Nikotins durch die Funktion des pH-Wertes des Speichels definiert wurde. Extrahierter Nikotingehalt wurde also direkt mit dem pH-Wert in Verbindung gebracht: Je höher der pH-Wert des Nikotinrauchs ist, desto höher ist die Geschwindigkeit der Nikotinaufnahme durch Körper und Hirn – und umso schneller wird man davon auch süchtig.

Und dieses Wissen setzte die Tabakindustrie nun bei der Produktion ihrer Ware ein, um ihre Umsätze noch weiter zu steigern: Das vorhandene Suchtpotenzial des Tabaks wurde durch pH-Manipulation noch verstärkt.

Schlüssel zur Suchtsteigerung des Nikotins ist also sein pH-Wert. In einem internen Dokument wird erwähnt, dass eine Erhöhung des pH-Werts den Effekt hat,

> *„… to achieve nicotine transfer in the mouth to give addicted smokers greater nicotine impact without need to inhale".*
>
> *(„… die Nikotinaufnahme im Mund zu erreichen, um süchtigen RaucherInnen eine größere Nikotinwirkung zu ermöglichen, ohne inhalieren zu müssen".)*

Wie kann sich der Zigarettenhersteller dieses Wissen zunutze machen und den pH-Wert des Zigarettenrauchs erhöhen? Hierfür gibt es eine Reihe von Möglichkeiten: unter anderem die Auswahl der Tabakmischung. So wird in vielen berühmten Zigarettenmarken die Tabaksorte „Burley" verwendet. Der „Burley"-Tabak hat von Natur aus einen höheren Anteil an Alkaloiden und Nitraten und bewirkt deshalb auch einen höheren pH-

Wert im Rauch. Eine andere Möglichkeit ist der Zusatz von Substanzen, die den pH-Wert des Tabakrauchs hin zu höheren basischen Werten verschieben. Solche Zusätze sind zum Beispiel Ammoniak oder Substanzen, die während des Verbrennungsprozesses Ammoniumverbindungen in der Tabakfüllung der Zigarette freisetzen. Die Verwendung der Substanz „Urea" (= Harnstoff) ist, laut internen Dokumenten der Tabakindustrie, zum Beispiel eine effektive Art, Ammonium beim Verbrennen freizusetzen.

Was passiert dabei genau? Bei einem erhöhten pH-Wert ändert sich nicht der Nikotingehalt, sondern es kommt zu einer Erhöhung des „freien Nikotins" am Gesamtnikotingehalt, da sich im basischeren Gasanteil des Tabakrauchs ein größerer Anteil von freiem Nikotin befindet. Dies ist auch der Grund für die Steigerung der Bioverfügbarkeit des Nikotins! Die Geschwindigkeit der Aufnahme des Nikotins in den Blutkreislauf und somit in das Hirn und den Körper der RaucherInnen wird verändert und erhöht, denn dieses „freie Nikotin" kann bis in die unteren Atemwege gelangen und wird von den Schleimhäuten aufgenommen. Die beschleunigte Nikotinaufnahme in Atemtrakt und Gehirn sowie die gesteigerte Intensität und verlängerte Dauer der Nikotinwirkung haben eine Verstärkung der Suchtwirkung zur Folge. Das bedeutet, dass von den RaucherInnen trotz verringerter Nikotinmenge in der Zigarette (zum Beispiel bei „Light"-Zigaretten) ein konstanter oder sogar größerer Anteil an Nikotin aufgenommen wird.

Seit der Erfindung des Verfahrens durch PHILIP MORRIS und dem darauf beruhenden Welterfolg der Marke „Marlboro" wurde die Bioverfügbarkeit von Nikotin bei der Herstellung von Zigaretten von vielen Tabakkonzer-

nen durch den Zusatz von Ammoniumverbindungen, Harnstoff, Soda sowie den Einsatz anderer suchtsteigernder Technologien beeinflusst. Um die Nikotinwerte zu erhöhen, wurden nicht nur basische Zusatzstoffe beigemengt, sondern auch Manipulationen an der Perforation, der Größe und Anordnung der Belüftungslöcher im Filter, vorgenommen sowie spezielle Trocknungsverfahren und Anbaumethoden (Zugabe von Nitratdünger) eingesetzt.
Erst 1990 wurde in einer öffentlichen Studie („Effect of pH on Nicotine Absorption and Side Effects Produced by Aerosolized Nicotine"/„Wirkung des pH-Werts auf die Nikotinaufnahme und Nebeneffekte durch aerosolförmiges Nikotin") nachgewiesen, dass Testpersonen, die Nikotin-Aerosole mit verschiedenen pH-Werten inhalierten, höhere Spitzenkonzentrationen von Nikotin in ihrem Blut hatten: je höher der pH-Wert, desto höher der Anteil von bioverfügbarem Nikotin!
Was damit ebenfalls eindeutig nachgewiesen werden konnte, war die Tatsache, dass es durch basisches Nikotin zu höheren Hirnstromaktivitäten kam und sich die subjektiven Reaktionen bei RaucherInnen unterschieden – Ergebnisse, welche die internen Forschungen der Tabakindustrie über die Hirnstromaktivitäten von Raucherinnen und Rauchern schon Mitte der 70er-Jahre gezeigt hatten. In einer offiziellen Studie konnte der Wissenschafter JAMES PANKOW sogar erst im Jahr 2003 nachweisen, dass einige der am Markt erhältlichen Zigaretten eine 10- bis 20-fach höhere Menge an Nikotin in Form des freien Nikotins enthielten – was den Schluss nahe legt, dass die einzelnen Zigarettenmarken sich auch in ihrem Suchtpotenzial unterscheiden. Ein internes Dokument aus dem Jahr 1974 zeigt, dass sich

die Wissenschafterinnen und die Wissenschafter der Tabakindustrie schon lange über die Rolle des freien Nikotins im Zigarettenrauch bewusst waren:

> *„In essence, a cigarette is a system for delivery of nicotine to the smoker in attractive, useful form. At ‚normal smoke pH' at or below about 6.0, essentially all of the smoke nicotine is … relatively slowly absorbed by the smoker. As the smoke pH increases above about 6.0, an increasing proportion of the total smoke nicotine occurs in ‚free' form, which is volatile, rapidly absorbed by the smoker, and believed to be instantly perceived as nicotine ‚kick'."*
>
> *(„Im Wesentlichen ist eine Zigarette ein Nikotinabgabesystem, um dem/der RaucherIn Nikotin in ansprechender, praktischer Form zuzuführen. Bei ‚normalem' pH-Wert des Rauchs um oder unter etwa 6,0 wird im Wesentlichen das gesamte Nikotin des Rauchs … vom/von der RaucherIn relativ langsam aufgenommen. Wenn der pH-Wert des Rauchs auf über 6,0 steigt, fällt ein höherer Anteil des Gesamtnikotins im Rauch in ‚freier' Form an, wobei dieses freie Nikotin flüchtig ist, vom/von der RaucherIn schnell aufgenommen und als unmittelbarer Nikotin-‚Kick' empfunden wird.")*

Schon damals wurde in den Forschungen der Tabakindustrie erkannt, dass die pharmakologischen Wirkungen des Nikotins psychologische und physiologische Reaktionen bei den RaucherInnen hervorrufen. Die internen Dokumente belegen aber auch das Wissen der Zigarettenindustrie um den Zusammenhang zwischen gesteigertem pH-Wert und erhöhter Nikotinwirkung sowie dessen zielgerichtete Ausnutzung zur Steigerung der Tabakabhängigkeit und in weiterer Folge zur Steigerung der Profite.

10. Die gesündere Zigarette

Die Gesundheitsbedenken gegen das Rauchen wurden in der Öffentlichkeit und in der medizinischen Gemeinschaft ab den 50er-Jahren immer lauter. Die Tabakindustrie sah sich schließlich gezwungen, darauf mit neuen Produkten zu reagieren. Dass diese Produkte alles andere als eine „gesunde" Alternative zur klassischen Zigarette sind, wird erst jetzt bekannt!

Der erste Schachzug der Tabakindustrie war die Herstellung von Filterzigaretten, die als weniger gesundheitsschädlich vermarktet wurden. Und das, obwohl die Tabakkonzerne schon bald durch interne Studien erkannten, dass diese und andere neue Produkte ebenfalls Gesundheitsrisiken bargen. Doch dieses Wissen wurde der Öffentlichkeit bewusst vorenthalten – und so konnte sich die von der Tabakindustrie verbreitete Ansicht der geringeren Gesundheitsschädlichkeit von Filterzigaretten in der Öffentlichkeit jahrzehntelang halten: Mehr als 90 Prozent der Zigaretten, die weltweit verkauft werden, sind Filterzigaretten.
Dass jedoch massenweise defekte Filter hergestellt und vertrieben wurden, wurde erst sehr spät bekannt. WissenschafterInnen des Roswell Park Cancer Institute war Mitte der 80er-Jahre aufgefallen, dass der Begriff „Fall out" immer wieder in den Dokumenten der Tabak-

industrie auftauchte. Es stellte sich heraus, dass damit Celluloseacetatfasern und Kohle-Körnchen-Staub bezeichnet wurden, die beim Rauchen von der Schnittstelle des Filters in die Lunge gelangen können, was sich ebenfalls gesundheitsschädigend auswirken kann. Fast alle Filter bestehen aus einer Verbindung einer Vielzahl plastikartiger Zelluloseacetatfasern: Während des Hochgeschwindigkeitsverfahrens, mit dem Zigaretten produziert werden, können sich Teile dieser Zelluloseacetatfasern ablösen, sodass sie beim Rauchen der Zigarette freigesetzt werden.
Schon Ende der 50er-/Anfang der 60er-Jahre wussten die Tabakkonzerne um diese defekten Filter, wie Dokumente über eine später durchgeführte Studie belegen:

> *„Our analysis of the ‚fall-out' tests results presented in the 61 ‚fall-out', documents showed that filter fibres and carbon particles were discharged from the filters of cell types of cigarettes tested. These cigarette types ... included both coded cigarettes and popular brand name cigarettes."*

> *(„Unsere Analyse der Ergebnisse der ‚Fall-out'-Tests in den 61 ‚Fall-out'-Unterlagen hat ergeben, dass sich Filterfasern und Kohlepartikel von den Filtern der getesteten Zelltypen-Zigaretten gelöst haben. Diese Zigarettentypen ... umfassten sowohl kodierte Zigaretten als auch übliche Markenzigaretten.")*

Und auch die Gesundheitsrisiken, die mit den defekten Filtern in Zusammenhang stehen, waren den Tabakkonzernen wohl seit den 50er-Jahren bekannt, wie eine Passage aus einem Schreiben zeigt:

> *„He wanted to know whether or not we had heard the rumors regarding the dangers of using Tennessee Eastman's Estron*

CA [CA, cellulose acetate] type two in filter cigarettes. He said when an Estron type plug is cut on a making machine, there always remains a few loose, hard particles of filament. These loose hard pieces of material are then sucked down into the lungs of the smoker and are considered to be capable of producing silicosis."

(„Er wollte wissen, ob wir von den Gerüchten über die Gefahr der Verwendung von Tennessee Eastman's Estron CA [CA, Zelluloseacetat] Typ zwei bei Filterzigaretten gehört hätten oder nicht. Er sagte, wenn ein Schlussstück vom Estron-Typ in einer Produktionsmaschine zugeschnitten wird, blieben immer einige lose, harte Partikel der Faser zurück. Diese losen, harten Materialteilchen werden dann in die Lungen des Rauchers/der Raucherin eingesogen und man nimmt an, dass sie zu einer Staublunge führen können.")

Da diese „Fall out"-Studien in der wissenschaftlichen Literatur nicht vertreten waren, wurden die Ergebnisse der internen Forschungen der Tabakindustrie „vertraulich" behandelt und vor der Öffentlichkeit geheim gehalten. Allerdings wurden von den Tabakkonzernen etliche Patente für Zigarettenfilter mit neuartigen Materialien und speziellen Filtersystemen angemeldet, welche die Freisetzung von Filtermaterialien im Hauptstromrauch verhindern oder zumindest verringern konnten. Es kam jedoch keiner dieser Filter je zum Einsatz!

Schon aus dem Jahr 1959 liegen interne Publikationen von American Tobacco vor, die auf spezielle Kohlefilter hinweisen, die verschiedene schädliche Substanzen aus der Gasphase im Rauch entfernen können: Sie reduzieren die Teerabgabe bis zu 50 Prozent und können selektiv 40 Prozent von Kohlenmonoxid- und Stickstoffoxiden, 80 Prozent der Blausäure, 70 Prozent von Akrolein und

Benzol im Zigarettenrauch entfernen. Toxische Stoffe wie etwa das Akrolein verhindern die Lungenreinigung. Kohlefilter halten den Mechanismus der Lungenverteidigung aufrecht, der die Luftwege von Fremdsubstanzen, eingeschlossen Kanzerogene (Krebsauslöser), und von anderen schädigenden Materialien befreit. Denn Kohle oder Kohlenstoff kann als wirksames Absorptionsmittel für verschiedene Chemikalien, wie sie auch im Rauch vorkommen, eingesetzt werden. Doch lediglich 1 Prozent der amerikanischen Zigaretten enthalten solche Kohlefilter. Im Vergleich dazu enthalten 70 Prozent aller kommerziellen Zigaretten in Japan den Kohlefilter. Unter den verglichenen männlichen Rauchergruppen ist das Lungenkrebsrisiko in den USA um 50–100 Prozent höher als in Japan.

Aufgrund der zahlreichen Gesundheitsbedenken, die in der Öffentlichkeit gegen das Rauchen laut wurden, versuchte die Tabakindustrie zwar ein alternatives Produkt zu entwickeln, sie brachte dieses Produkt jedoch nie auf den Markt. Das Wissen um die Funktion der Kohlefilter wurde nur intern an die Geschäftsführung und Forschungseinrichtungen von PHILIP MORRIS weitergegeben, nicht jedoch an die Öffentlichkeit. Die Begründung dafür wurde auf die geringe Konsumentenakzeptanz geschoben:

> *„... With (mucus flow and respiratory tests) as criteria we put together a charcoalfilter product with performance superior to anything in the marketplace. That product was Saratoga. Physiologically it was an outstanding cigarette. Unfortunately then after much discussion we decided not to tell the physiological story which might have appealed to the health conscious segment of the market. The product as test marketed*

didn't have good ,taste' and consequently was unacceptable to the public ignorant of its physiological superiority."

(„... Mit (Schleimfluss- und Atmungstests) als Kriterien haben wir einen Kohlefilter entwickelt, dessen Leistung besser als die aller derzeit am Markt befindlichen Filter ist. Dieses Produkt hieß Saratoga. Physiologisch war das eine hervorragende Zigarette. Leider beschlossen wir dann nach eingehenden Diskussionen, nichts von dieser physiologischen Geschichte zu erzählen, die das gesundheitsbewusste Marktsegment ansprechen hätte können. Das zu Testzwecken auf den Markt gebrachte Produkt hatte keinen guten ,Geschmack' und war folglich unzumutbar für die KonsumentInnen, ungeachtet seiner physiologischen Überlegenheit.")

Schon damals zeigten die internen Dokumente, dass es sich beim Produkt Zigarette um ein in vielerlei Hinsicht gefährliches Produkt handelte und dass es technisch möglich gewesen wäre, diese Gefährlichkeit zu reduzieren.

Der nächste „Gesundheits-Gag" der Tabakindustrie war die vermeintlich gesündere Zigarette in Form von so genannten „low tar"-, „low yield"-Zigaretten bzw. von Produkten mit ähnlichen „Public Health Image"-Bezeichnungen. Es dauerte nicht lange, bis die modischen und gut klingenden Namen und Kennzeichnungen wie zum Beispiel „Light", „Ultra Light" oder „Mild" am Markt auftauchten. Auch diese neuartigen Produkte sollten den KonsumentInnen das Gefühl vermitteln, weniger gesundheitsgefährdend oder gar gesundheitsschonend zu sein.

Laut diversen wissenschaftlichen Studien haben in den letzten 40 Jahren tatsächlich viele RaucherInnen zu so genannten „Light-„ oder „low tar"-Zigaretten gewechselt oder sie haben durch diese Produkte mit dem Rauchen begonnen, weil sie wirklich der Meinung waren, dass diese Produkte weniger gesundheitsschädlich sind als die herkömmlichen Zigaretten.

Beliebt sind die „Light"-Zigaretten vor allem bei Kindern und Jugendlichen, was insofern besonders problematisch ist, als diese Produkte den Einstieg in die Sucht noch erleichtern.

Die Einführung von „Light"-Zigaretten und das Anbringen von Mikroventilationslöchern rund um den Filter brachten aber eine weitere Überraschung: Die Ventilation bewirkt durch die Zuführung von Luft eine Veränderung der Chemikalien im Rauch. Die Forschungen der Tabakindustrie zeigten schon bald, dass eine relativ niedrige Ventilation von etwa 30–40 Prozent die Toxizität des Rauchs erhöht. Eine solche niedrige Ventilation hat beispielsweise „Marlboro Light". Diese vermehrte Zigarettenfiltration führte in Kombination mit der Porosität und der Ventilation, welche die primären Methoden von Philipp Morris waren, um Teermessungen und Nikotinwerte zu reduzieren, auch zu einer erhöhten Zellen-Toxizität und zu einer höheren Wahrscheinlichkeit von Mutationen wie etwa Tumoren und/oder Krebs:

> *„Increased filtration will result in a relative enrichment of gas phase constituents, leading to increased cytotoxicity and irritancy ... Increased porosity and ventilation will ... increase the specific mutagenicity."*
>
> *(„Verstärkte Filtration hat eine entsprechende Anreicherung der gasförmigen Bestandteile zur Folge, was zu einer erhöhten Zellen-Toxizität und Irritation führt ... erhöhte Porosität und Ventilation werden ... die spezifische Mutationsfähigkeit erhöhen.")*

Mittlerweile hat sich bestätigt, dass das Auftauchen dieser neuen Produkte am Markt der Startschuss für eine noch weiter reichende Tabakepidemie war: Denn süchtige RaucherInnen benötigen eine gewisse Nikotindosis pro Tag – aufgrund der niedrigeren Nikotinwerte und des Leichtigkeitsgefühls bei den Light-Produkten bekommen sie durch die „leichte" Zigarette, den reduzierten Nikotin- und Teergehalt, das Gefühl vermittelt, dass in kürzeren Abständen, länger und vor allem tiefer an der Zigarette gezogen werden muss.
Aus den internen Dokumenten der Tabakindustrie wissen wir, dass der Tabakindustrie dieser „Kompensationseffekt" bei den „Light"- oder „low tar"-Zigaretten schon jahrzehntelang bekannt gewesen ist. Durch die automatisch tiefere Inhalation bei „Light"-Produkten werden tiefer liegende bronchiale Verästelungen und periphere Regionen von den Krebs erregenden Verbrennungsprodukten erreicht. Dadurch wird ein viel größeres Volumen an toxischen, kanzerogenen und erbgutschädigenden Verbrennungsprodukten inhaliert!
Diese neuartige Zigarettenkonstruktion und das automatisch veränderte Raucherverhalten hatten daher auch gesundheitspolitisch dramatische Folgen: Es kam bei vielen RaucherInnen zu einem drastischen Anstieg von Emphysemen (= Lungenaufblähungen) und zum Auftauchen einer neuen Lungenkrebsart, dem „Adenokarzinom", das eindeutig nicht auf diagnostische oder medizinische Fortschritte zurückzuführen war.
Doch trotz ihres Wissens scheute sich die Tabakindustrie nicht, mit raffinierten marketing-psychologischen Taktiken, die den Gesundheitsvorteil der neuen Produkte betonten, Massen von Menschen – etwa 1,4 Milliarden RaucherInnen weltweit – zu täuschen und zu schädigen.

Erst seit 2003 sind in der Europäischen Union Bezeichnungen (Namen, figurative Zeichen usw.) untersagt, die den Eindruck erwecken, ein Produkt sei weniger schädlich als andere. Durch Design und Farbgebung der Verpackungen versuchen die Tabakkonzerne jedoch diese Verbote zu umgehen.

11. Werben um die Frau

Nicht nur Kinder und Jugendliche sind ein begehrtes Zielpublikum für die Tabakindustrie: Eine Studie der Harvard School of Public Health liefert erstmals Beweise für zielgruppenspezifische Maßnahmen der Tabakkonzerne für Frauen, die weit über reines Marketing und Werbung hinausgehen! Teil dieser Taktik war es, das bei Frauen stärker ausgeprägte Bedürfnis nach „gesunden" Zigaretten zu bedienen.

Im Rahmen der Studie wurden über sieben Millionen interne Dokumente aus den Jahren 1969 bis 2002 gesichtet. Aus ihnen lässt sich ablesen, dass von der Tabakindustrie über 20 Jahre hindurch massive Anstrengungen unternommen wurden, um geschlechtsspezifische Unterschiede im Zusammenhang mit der Motivation zum Rauchen, mit Mustern beim Konsum von Zigaretten sowie mit Vorlieben für bestimmte Produkte herauszufinden. Man wollte genau ergründen, wie und warum Frauen zur Zigarette greifen, um mit sorgfältig durchdachten Kampagnen vor allem Frauen aus den reichen Industriestaaten als dauerhafte Kundinnen zu gewinnen und den Zigarettenabsatz bei Frauen und Mädchen zu erhöhen!

> *„We are working with MRD [Marketing Research Department] in designing a technique to enable us to: define the women's smoking market in terms of smoking habits and lifestyles; discover creative approaches with appeal to the smoker groups."*

(„Wir arbeiten mit MRD [Marketing-Forschungsabteilung] bei der Entwicklung einer Technik zusammen, die uns in die Lage versetzen soll, den spezifisch weiblichen Absatzmarkt in Bezug auf Rauchgewohnheiten und Lebensstil zu definieren; kreative und attraktive Ansätze für diese Zielgruppen zu entwickeln.“)

Frauen entwickeln sich für die Tabakindustrie zunehmend zu einer zukunftsträchtigen Konsumentengruppe, beginnen doch immer mehr Frauen immer früher mit dem Rauchen. Außerdem ist der Pro-Kopf-Verbrauch an Zigaretten bei Frauen im Ansteigen begriffen und es fällt ihnen schwerer als Männern, mit dem Rauchen aufzuhören. Eigens in Auftrag gegebene Studien zeigten, dass sich nur 13 Prozent der Frauen im Gegensatz zu 33 Prozent der Männer das Rauchen wieder abgewöhnten und dass sich der Prozentsatz an Frauen, die eine Packung Zigaretten am Tag oder mehr rauchten, allein zwischen 1955 und 1966 verdoppelt hatte. Eine langfristige Bindung an das Produkt Zigarette scheint bei Frauen daher besonders aussichtsreich.
Berufstätige Frauen erwiesen sich für die Tabakkonzerne als besonders interessante Zielgruppe mit enormem Wachstumspotenzial:

„This implies that as the percentage of working women continues to increase (from 25 % in 1940 to 43 % in 1971), the percentage of women who smoke can also be expected to increase.“

(„Das deutet darauf hin, dass bei einem weiteren Anstieg des Anteils von berufstätigen Frauen (von 25 % im Jahr 1940 auf 43 % im Jahr 1971) davon ausgegangen werden kann, dass auch der Prozentsatz der Frauen, die rauchen, zunehmen wird.“)

Der besondere Reiz von Zigaretten wurde dabei von der Tabakindustrie vor allem in ihrer beruhigenden Funktion für die mehrfach belasteten Frauen wie auch im Zusammenhang mit dem selbstbestimmten Lebensstil berufstätiger Frauen erkannt:

> *„A cigarette positioned for the working woman, to relax and steady her nerves when the tension is mounting by serving as a socially acceptable tranquilizer, deserves investigation."*
>
> *(„Eine auf die berufstätige Frau zugeschnittene Zigarette, die zu ihrer Entspannung und zur Beruhigung der Nerven bei zunehmendem Druck dient, indem sie ein sozial verträgliches Beruhigungsmittel darstellt, ist durchaus eine Untersuchung wert.")*

Oder an anderer Stelle:

> *„Another hypothesis is that working woman is more likely to be concerned with her freedom and her choice of lifestyle. Since smoking is symbolic of this new freedom, it becomes incorporated into her lifestyle and she may not be willing to give it up (Dr. Louis Bozzetti; Smokers Research)."*
>
> *(„Eine andere Hypothese lautet, dass die berufstätige Frau eher auf ihre Freiheit und ihren Lebensstil bedacht ist. Da Rauchen als Symbol für diese neue Freiheit steht, wird es Teil ihres Lebensstils und sie wird möglicherweise nicht bereit sein, es wieder aufzugeben [Dr. Louis Bozzetti; Smokers Research – Raucherforschung].")*

Die Werbung für Zigaretten war ursprünglich fast ausschließlich auf die Zielgruppe Männer zugeschnitten:

> *„Most cigarette advertising is directed exclusively to men (e.g. Viceroy, Camels, Marlboro) or to both sexes equally (e.g. B&H, L&M, Winston). While a brand may occasionally utilize female oriented advertising in selected media (e.g.*

Kool Filter Longs) to date only two cigarette brands have been developed exclusively for women (Virginia Slims, Eve)."

(„Die meisten Zigarettenwerbungen richten sich ausschließlich an Männer [z. B. Viceroy, Camels, Marlboro] oder an beide Geschlechter gleichermaßen [z. B. B&H, L&M, Winston]. Während die eine oder andere Marke gelegentlich in ausgewählten Medien eine auf Frauen abgestimmte Werbung schaltet [z. B. Kool Filter Longs], wurden bis heute lediglich zwei Zigarettenmarken ausschließlich für Frauen entwickelt [Virginia Slims, Eve].")

Durch den Einsatz verführerischer Bilder von Lebendigkeit, Schlanksein, Emanzipation, Kultiviertheit und sexueller Anziehungskraft in ihrer Werbung begann die Tabakindustrie schon bald, ganz gezielt Frauen anzusprechen und deren Sehnsüchte zu bedienen. Die Zigaretten wurden vom Aussehen, von der Verpackung und den Werbestrategien her optimal den Vorstellungen und Wunschbildern der Frauen angepasst, die zuvor von Marktforschern penibelst ermittelt wurden.
Dass dabei nichts dem Zufall überlassen bleibt, geht aus einem internen Dokument über die Zigarettenmarke „Eve" hervor:

„Copy lines include ‚The Lady has Taste' and ‚Farewell to the Ugly Cigarette – Smoke Pretty. Eve.' The visuals show cigarette packs frequently held in a brightly nail-polished hand against a background of flowers/plants or in traditional feminine hobby situations. The cigarette pack has a bright abstract floral design surrounding an abstract of a very feminine woman's head. The cigarettes themselves have a floral design around the tip. The body copy emphasizes that since a woman likes to be surrounded by pretty things, the cigarette she smokes should express her love of pretty things. And Eve is

the first truly feminine cigarette with a pretty tip, a pretty pack, and a rich, but gentle flavour. Eve's rationale is that smoking historically has been a male prerogative, and masculine cigarettes look ugly when used by a woman. Therefore, Eve is an attempt to make a cigarette that a feminine woman can feel comfortable and attractive smoking."

(„Im Text steht ‚Die Dame hat Geschmack' und ‚Leb wohl hässliche Zigarette – Rauchen Sie eine hübsche. Eve.'
Die Bilder zeigen Zigarettenpackungen, die oft von einer Hand mit glänzend lackierten Nägeln vor einem Hintergrund mit Blumen/Pflanzen gehalten werden oder in traditionell weiblichen Hobby-Situationen. Die Zigarettenpackung hat ein glänzendes, abstrakt-florales Muster, das sich um einen stilisierten, sehr weiblichen Frauenkopf windet. Die Zigaretten selbst sind an der Spitze mit einem Blumenmuster verziert. Der Fließtext betont, dass weil eine Frau gerne von schönen Dingen umgeben ist, auch die Zigarette, die sie raucht, ihre Liebe zu schönen Dingen zum Ausdruck bringen sollte. Und Eve ist die erste wirklich weibliche Zigarette mit einer hübschen Spitze, einer hübschen Verpackung und einem vollen, aber milden Geschmack. Die Überlegung, die hinter Eve steht, ist, dass Rauchen historisch gesehen ein männliches Vorrecht war und dass maskuline Zigaretten hässlich aussehen, wenn eine Frau sie raucht. Daher ist Eve ein Versuch, eine Zigarette zu produzieren, mit der sich eine feminine Frau wohlfühlen und beim Rauchen attraktiv finden kann.")

Einen anderen Weg wählte die Tabakindustrie bei der Vermarktung der Zigarettenmarke „Virginia Slims" – hier wurde versucht, vor allem moderne, selbstständige Frauen als Konsumentinnen anzusprechen:

„The campaign line ‚You've come a long way, baby' hit the cigarette market in 1968, just as women's lib was entering

the national consciousness. The cigarette is positioned specially for today's liberated woman with a unique, swinging image. The ads use humour to illustrate the point that women now have a new lifestyle with better opportunity to express their potential and their personality and smoking is one means of self expression. In one campaign this new freedom is contrasted with pictures of women circa 1900 who were compromised when caught smoking. In a related campaign, the flavor (rich Virginia flavor) and the physical qualities (long, slim) are emphasized."

(„Der Werbeslogan ‚Du hast einen langen Weg hinter dir, Baby' traf den Zigarettenmarkt 1968 wie ein Schlag, gerade als die Emanzipationsbewegung der Frau in das nationale Bewusstsein Einzug hielt. Die Zigarette zielt besonders auf die emanzipierte Frau von heute, mit einem einzigartigen, beschwingten Image. Die Werbung setzt auf Humor, um deutlich zu machen, dass Frauen heute einen neuen Lebensstil haben, mit besseren Möglichkeiten, ihr Potenzial und ihre Persönlichkeit zum Ausdruck zu bringen; und Rauchen ist eines der Mittel zum Ausdruck der eigenen Persönlichkeit. In einer Werbekampagne wird diese neue Freiheit dem Bild der Frau um ca. 1900 gegenübergestellt, die bloßgestellt war, wenn man sie beim Rauchen ertappte. In einer ähnlichen Kampagne werden der Geschmack [voller Virginia-Geschmack] und das Aussehen [lang, schlank] hervorgehoben.")

Besonders bemerkenswert ist der Umstand, dass bei der Vermarktung dieser Zigarettenmarke sogar bei der Auswahl der Medien, die als Werbeträger fungieren sollten, eine spezielle Strategie zum Einsatz kam.

„In addition to the women's magazines, Virginia Slims also advertises in Playboy, Ebony and the Sunday supplements. This selection of magazines is unique for a woman's ciga-

rette, showing a desire to reach working women and women whose interests extend beyond the home."

(„Außer in Frauenzeitschriften wird für Virginia Slims auch im Playboy, in Ebony und in den Sonntagsbeilagen geworben. Diese Zeitschriftenauswahl ist einzigartig für eine Frauen-Zigarette, da sie den Wunsch erkennen lässt, die berufstätigen Frauen zu erreichen sowie jene Frauen, deren Interessen über den Haushalt hinausgehen.")

Bewusst werden in der Werbung jene Attribute besonders hervorgehoben, von denen bekannt ist, dass sie bei Frauen besonders gut ankommen: Stil und Geschmack ebenso wie positive Gesundheitseffekte.
Die Dokumente enthüllen, wie von den Tabakkonzernen im Zusammenhang mit der Zielgruppe Frauen die geschlechtsspezifischen Verhaltensunterschiede – vor allem in Bezug auf die Gesundheit – ausgenutzt werden, um den Anteil der weiblichen Konsumentinnen am Absatzmarkt von Zigaretten zu erhöhen.
So war es zum Beispiel Teil dieser Taktik, das bei Frauen stärker ausgeprägte Bedürfnis nach „gesunden" Produkten zu bedienen. Auf die gesundheitlichen Bedenken von Frauen wurde vor allem ab dem Zeitpunkt vermehrt eingegangen, als in verschiedenen wissenschaftlichen Studien explizit auf die gesundheitlichen Risiken des Rauchens für Frauen hingewiesen wurde. Interne Studien der Tabakindustrie zeigten, dass durch diesen Bewusstseinsprozess gesundheitliche Bedenken auch für Frauen der Anlass sein konnten, mit dem Rauchen aufzuhören. Daher wurde in der Werbung zum Beispiel die Sicherheit von „Light"-Produkten besonders betont: Diese falsche Wahrnehmung der gesundheitlichen Effekte von „Light"-Produkten wurde durch Aussehen

und Geschmack sowie durch ein verbessertes Aroma der Zigaretten verstärkt. Die Produkte wurden exakt auf die speziellen Bedürfnisse von Frauen ausgerichtet, indem sie aromatisiert und im Geschmack milder waren und indem Teer- und Nikotingehalt geändert wurde.
Die internen Dokumente zeigen auf, dass die Tabakkonzerne sogar das Design einzelner Zigarettenmarken und die Zutaten abwandelten, um mehr auf die Geschmacks- und Geruchspräferenzen der Frauen einzugehen und so den angebotenen Produkten vor allem jenes Image zu verleihen, das sie als gesund, Stress reduzierend, weich im Geschmack und gewichtsvermindernd auswies.
Laut Zeugenaussage eines Psychologen spielte zum Beispiel die Zigarettenmarke „Virginia Slims" mit diesen Imagekomponenten:

> *„... most adolescent girls search for information about ways to become confident, attractive, and popular. Weight control is a particular concern for many adolescent girls. Philip Morris's association of the Virginia Slims brand with images of slender and attractive women provides the motivation for adolescent girls who are concerned about their weight to smoke Virginia Slims. Through advertisements, placement of those advertisements, association with professional women's tennis, and the very name of the cigarette, Philip Morris conveys to adolescent girls that smoking Virginia Slims is one thing they can do to enhance the image they have of themselves and the image others have of them. Simply by smoking Virginia Slims, they can feel like confident, slender, attractive, independent, and athletic young women."*

> *(„... Die meisten jungen Mädchen suchen Informationen darüber, wie sie selbstsicher, attraktiv und beliebt werden.*

Gewichtskontrolle ist vielen jungen Mädchen ein besonders wichtiges Anliegen. Philip Morris, Assoziation der Marke Virginia Slims mit den Bildern von schlanken und attraktiven Frauen, stellt für junge Mädchen, die sich mit ihrem Gewicht beschäftigen, einen erheblichen Anreiz dar, Virginia Slims zu rauchen. Durch Werbung, die Platzierung dieser Werbung, die Verbindung mit dem Damen-Profitennis und schon allein durch den Namen der Zigarette vermittelt Philip Morris jungen Mädchen, dass das Rauchen von Virginia Slims etwas ist, das sie tun können, um das Bild, das sie selbst von sich haben, und das Bild, das andere von ihnen haben, aufzuwerten. Einfach durch das Rauchen von Virginia Slims können sie sich als selbstbewusste, schlanke, attraktive, unabhängige und sportliche junge Frauen erleben.")

Und obwohl sich die Tabakindustrie 1964 zu einer freiwilligen Werbebeschränkung bereit erklärt hatte, in der festgehalten wurde, dass Zigarettenrauchen nicht in Verbindung mit

„physical activity requiring stamina or athletic conditioning beyond that of normal recreation"

(„körperlichen Tätigkeiten, die Ausdauer oder sportliche Kondition über den normalen Freizeitsport hinaus verlangen"),

gebracht werden würde, trat beispielsweise PHILIP MORRIS als Sponsor von Veranstaltungen im Frauen-Tennis auf.

Durch solche Images konnte sich die Zigarette als vermeintlicher „Schlankmacher" und „Appetithemmer" jahrzehntelang in den Köpfen der Menschen verfestigen – erst in einer kürzlich von der Universität Glasgow durchgeführten Studie wurde diese Annahme widerlegt. Interne Studien der Tabakindustrie hatten ergeben, dass es gerade die Angst vor einer Gewichtszunahme ist, die Frauen davon abhält, mit dem Rauchen aufzuhören:

> *„One is the greater concern women have that if they stop smoking they will gain weight. This fear undoubtedly prevents many women from desiring to stop smoking."*
>
> *(„Ein [Grund dafür] sind die stärkeren Bedenken von Frauen, dass sie zunehmen werden, wenn sie mit dem Rauchen aufhören. Diese Angst hält zweifellos viele Frauen von dem Wunsch ab, mit dem Rauchen aufzuhören.")*

Dieses Wissen um die Bedeutung eines schlanken Körpers für Frauen nutzten die Tabakkonzerne ganz gezielt: So wurde etwa in internen Forschungen die Beimengung von Appetitzüglern in Zigaretten getestet, um so ein Produkt zu schaffen, das damit werben konnte, zur Gewichtskontrolle beizutragen.

Die Tabakkonzerne wussten um die Bedeutung von „maßgeschneiderten" Werbebotschaften. So geht aus einem Dokument von PHILIP MORRIS aus dem Jahr 1987, in dem auf die Reaktion von rund 100 Frauen auf die im Testmarkt befindliche Zigarettenmarke „Capri" (von Brown & Williamson) – ein speziell für Frauen entwickeltes Produkt – eingegangen wird, hervor:

> *„Overriding the perception of its stylishness is an impression that this cigarette has potential health advantages because there is so much less tobacco being consumed. For many of the women, the idea that they would be ‚getting less' was a huge advantage ..."*
>
> *(„Die Wahrnehmung, dass sie [die Zigarette] schick ist, wird von dem Eindruck überlagert, dass diese Zigarette mögliche gesundheitliche Vorteile bringt, weil damit so viel weniger*

Tabak konsumiert wird. Für viele Frauen war die Vorstellung, ‚weniger zu bekommen', ein enormer Pluspunkt ...")

Und die Tabakindustrie wusste den Gesundheitsvorsprung, den diese „schlanke" Zigarette bei den Konsumentinnen hatte, auch sofort als Verkaufsargument zu nutzen:

> *„Remember that most smokers have little notion of their brand's tar and nicotine levels. Their idea is only a very general one. They seem to make a decision on their cigarette's delivery, perhaps based on actual data, perhaps on claims or names, and once the decision is made they forget about the incidentials. Perception is more important than reality, and in this case the perception is of reduced tobacco consumption. It would be easy to substantiate such a claim."*
>
> *(„Halten Sie sich vor Augen, dass die meisten RaucherInnen kaum eine Ahnung vom Teer- oder Nikotingehalt ihrer Marke haben. Sie haben nur eine sehr allgemeine Vorstellung.*
> *Es scheint, dass sie bei der Auswahl ihrer Zigarette eine Entscheidung treffen, möglicherweise aufgrund von aktuellen Daten, vielleicht aufgrund von Behauptungen oder Namen, und sobald diese Entscheidung einmal gefallen ist, vergessen sie den Grund dafür. Die Wahrnehmung ist wichtiger als die Wirklichkeit, und in diesem Fall ist die Wahrnehmung der geringere Tabakkonsum. Es wäre einfach, eine solche Behauptung zu begründen.")*

Die Harvard-Studie konnte erstmals nachweisen, dass das Zigarettendesign und die Inhaltsstoffe der Zigaretten von der Tabakindustrie so manipuliert wurden, dass sie dem Geschmack von Frauen optimal angepasst waren und dadurch die von der Werbung transportierten Images noch verstärken konnten.

12. Wie viel ist 1 Milligramm?

Wer fabriziert eigentlich ein System und seine Normen und wer kontrolliert es? Wer ist zum Beispiel für die diversen Angaben auf den Zigarettenpackungen über den Gehalt an Kondensat (= Teer), Nikotin und Kohlenmonoxid verantwortlich? Und welche Aussagekraft haben solche Angaben eigentlich? Aus den internen Dokumenten geht hervor, dass die Tabakindustrie letztlich sogar für die Messmethoden und die Standardisierung der Messgeräte verantwortlich ist – sich also in gewisser Weise auch selbst verwaltet und kontrolliert!

Entscheidend für das Resultat einer Messung ist die Wahl der Messgeräte, denn durch den Einsatz verschiedener Analysegeräte und Messmethoden können unterschiedliche Mengen und Konzentrationen von Substanzen wie zum Beispiel den tabakspezifischen Nitrosaminen festgestellt werden.

Es gibt eine Reihe von hochtechnologischem „Equipment" wie High-Tech-Maschinen und supersensible Analysegeräte sowie ganz bestimmte Messmethoden, mit denen kleinste Mengen von Substanzen nachgewiesen werden können, die klassische und gewöhnliche Apparate nicht erfassen.

Die Frage, die sich die Tabakindustrie stellte, war, wie man bestimmte Substanzen analysieren und messen,

unliebsame und unerwünschte Ergebnisse dabei jedoch nicht an die Öffentlichkeit gelangen lassen konnte.
Die Lösung war einfach, die Methoden verblüffend: Es liegt der Schluss nahe, dass die Tabakindustrie im Vorfeld von Messungen quasi die analytischen Daten und Ergebnisse festlegte, indem sie durch Vorgabe bzw. Diktat bestimmter Technologien unliebsame und unerwünschte Ergebnisse künstlich ausschloss oder gar unterdrückte. Aus den internen Dokumenten geht nämlich hervor, dass die mächtigen Tabakkonzerne wie etwa PHILIP MORRIS EUROPE und PHILIP MORRIS INTERNATIONAL den „kleineren" Tabakkonzernen diktierten, welche Technologien zu welchem Zweck eingesetzt werden sollen:

> *„... Strategies: Initiative by PM [Philip Morris] representatives in directing the activities of the International Standards Organization (ISO) and the various national committees in the PM sense as well as actively collaborating in joint experimentations with national testing organisations (e.g. LGC, Canton Chemists, BGA) so as to assure that PM methodology, PM instrumentation, PM laboratory practices find the widest possible acceptance and that PM products are tested in a fair way ..."*

> *(„... Strategien: Initiative von PM [Philip Morris]-Vertretern, um die Aktivitäten der International Standards Organization [ISO] und der verschiedenen nationalen Komitees im Sinne von PM zu lenken sowie aktiv bei gemeinsamen Experimenten mit nationalen Testorganisationen [z. B. LGC, Canton Chemists, BGA] zusammenzuarbeiten, um so sicherzustellen, das die Methode von PM, die Instrumente von PM, die Laborpraxis von PM auf größtmögliche Akzeptanz stoßen und PM-Produkte auf faire Weise getestet werden ...")*

Doch wer gibt „Einstellungsnormen" von Messgeräten vor bzw. wer bestimmt, mit welchen Geräten gemessen wird? Nun, es handelt sich um die interne wissenschaftliche Tabakindustrieorganisation CORESTA. Sie ist das eigentliche Entscheidungsorgan über den Einsatz von Messmethoden und gibt vor, was veröffentlicht werden darf und was nicht, noch bevor das Technical Committee 126 für Tabak, eine Unterorganisation der ISO (International Standards Organisation), die ohnedies zum Großteil aus Vertretern der Tabakindustrie besteht (ca. 80 Prozent der WissenschafterInnen usw.), die „Vorschläge" der CORESTA absegnet.
Die Methoden, die von der Tabakindustrie in diesem Zusammenhang angewendet wurden, lassen sich zum Beispiel aus einem internen Dokument von AUSTRIA TABAK aus dem Jahr 1991 ablesen:

> *„These methods should have the quality for a possible standardization by CORESTA and/or by ISO ... However, the problem is how to keep the data obtained confidential ... ÖKOLAB is a 100% subsidiary company of AUSTRIA TABAK. ÖKOLAB offers analytical services on the free market. The company is directly connected to the research and development department of AUSTRIA TABAK, the executive manager is myself. We have experience in method development, in tobacco analysis and in the analytical determination of residues of agro chemicals. The secrecy can be guaranteed. Therefore I want to offer ÖKOLAB as an institute for working out analytical methods for the determination of agro-chemical residues on tobacco in order of CORESTA. I would be glad if this offer would be accepted by CORESTA."*
>
> *(„Diese Methoden sollten die Qualität für eine mögliche Standardisierung durch CORESTA und/oder ISO aufweisen ... Das*

Problem ist jedoch, eine vertrauliche Behandlung der gewonnenen Daten sicherzustellen ... ÖKOLAB ist ein 100%iges Tochterunternehmen der AUSTRIA TABAK. ÖKOLAB bietet Analysedienste auf dem freien Markt an. Das Unternehmen steht in direkter Verbindung mit der Forschungs- und Entwicklungsabteilung von AUSTRIA TABAK, Geschäftsführer bin ich selbst. Wir haben Erfahrung bei der Entwicklung von Methoden, bei der Tabakanalyse und der analytischen Bestimmung von Rückständen landwirtschaftlicher Chemikalien. Geheimhaltung kann garantiert werden. Daher möchte ich ÖKOLAB im Auftrag von CORESTA als Einrichtung für die Erarbeitung analytischer Methoden zur Bestimmung agro-chemischer Rückstände im Tabak anbieten. Ich würde mich freuen, wenn dieses Angebot von CORESTA angenommen würde.")

Von der Tabakindustrie wurde auch die Messmethode FTC/ISO (Federal Trade Commission/International Standards Organisation) entwickelt. Und die Tabakindustrie ist daher im Endeffekt auch verantwortlich dafür, wie zum Beispiel die ISO-Maschinen funktionieren bzw. eingestellt sind.

Bei dieser Messmethode wird die Zigarette in eine Vorrichtung bis zu einem maximalen Tiefenabstand eingespannt, danach macht die Maschine – je nach „normierter" Voreinstellung – beispielsweise einen Zug pro Minute in der Dauer von zwei Sekunden und mit einem Saugvolumen von 35 Milliliter. Die Zigarette wird natürlich nur bis zu einem gewissen Abstand „geraucht". Damit wird bei diesen Messungen letztlich nur ein Durchschnittswert erzielt, da von den Maschinen alles andere als das normale menschliche Raucherverhalten simuliert wird. Aufgrund der Zigarettenkonstruktion, wie zum Beispiel unsichtbare Mikroventilationslöcher auf den Filtern, die von RaucherInnen (aber nicht von der Maschine) durch die Finger und Lippen automatisch verdeckt werden, und anderen hochtechnologischen Ventilations- und Filtrationstechnologien raucht der Mensch nämlich gänzlich anders als eine ISO-Maschine, sodass die Aussagekraft dieser Messungen für den Menschen gering ist. So ist auch zu erklären, dass die Maschinenmessungen der International Standards Organization (ISO) oder der Federal Trade Commission (FTC) in den USA tatsächlich reduzierte Teer- und Nikotinmengen ergeben.

Den Herstellern war schon lange klar, dass vor allem das Suchtpotenzial des Nikotins RaucherInnen weiterrauchen lässt – ungeachtet der Bedrohung durch schwere Erkrankungen und Einschränkungen der Lebensqualität. Daher musste nach einer neuen Technik gesucht werden, die es ermöglichte, den Nikotingehalt abzusenken, um etwaige gesundheitliche Bedenken zu zerstreuen, gleichzeitig aber die Bioverfügbarkeit des Nikotins für RaucherInnen konstant zu halten oder sogar noch zu erhöhen.

Mit der Steuerung der Säure-Basen-Chemie in der Zigarette konnten die standardisierten Regelmessungen zur Ermittlung des Gesamtnikotingehalts von Tabakwaren als Indikatoren für das Abhängigkeitspotenzial umgangen werden. Die von der Tabakindustrie entwickelte und vorgeschlagene Messmethode FTC/ISO ermittelt Werte, die nicht die Nikotindosen widerspiegeln, welche die RaucherInnen tatsächlich aufnehmen, denn das „freie" Nikotin in der Gasphase wird von den offiziellen Testmaschinen nicht erfasst: Durch die Manipulation des Säure-Basen-Haushalts kommt es dazu, dass im Tabakrauch niedrige Gesamtnikotinwerte gemessen werden, RaucherInnen aber gleichzeitig einen stärkeren „Kick" erhalten, da das Nikotin rascher aufgenommen wird. Die mit den standardisierten Verfahren ermittelten Nikotinwerte spiegeln nämlich nicht jene Nikotindosen wider, die RaucherInnen, abhängig vom individuellen Rauchverhalten und der stofflichen Verfügbarkeit von Nikotin, aufnehmen.

Beide gängigen Messmethoden können zwar in Flüssigkeit gelöstes und festes Nikotin messen, sie sind jedoch nicht geeignet, die Nikotinkonzentration in der Gasphase des Tabakrauchs zu ermitteln, in der das freie Nikotin auftritt. Durch die Veränderung des Aggregatzustandes des Nikotins von einem flüssigen oder festen Zustand in einen gasförmigen kann daher die Regelmessung umgangen werden. Die mit den Rauchmaschinen vorgenommenen Messungen erwecken dann den Anschein, als würden Zigaretten mit geringen Teerwerten auch geringe Nikotinwerte aufweisen!

Auch hier hinkt die öffentliche Forschung in ihrem Wissen der Tabakindustrie um Jahrzehnte hinterher: Erst der Toxikologe und Pharmakologe JAMES PANKOW veröffentlichte im Jahre 2003 einen Artikel im Journal of Chemical Research and Toxicology, in dem er aufzeigte, dass die Messungen von pH-Werten im Rauch – einschließlich der von der Tabakindustrie veröffentlichten Messungen – inkorrekte, weil zu niedrige pH-Werte angeben.

Die Tabakindustrie nutzt die Methode FTC/ISO also offensichtlich vor allem zur Verharmlosung des Gefährdungspotenzials von Zigaretten. Nicht nur den Messmethoden, sondern auch den Produktinformationen auf den Zigarettenpackungen kommt dadurch wohl eher geringe Aussagekraft zu!

13. Wer raucht mit mir?

Die wissenschaftlichen Belege über die tatsächliche Gesundheitsschädlichkeit des Passivrauchens sind mittlerweile ebenfalls erdrückend. Tabakrauch gilt als der mit Abstand bedeutendste und gefährlichste Innenraumschadstoff und als die führende Ursache von Luftverschmutzung in Räumen – ein Umstand, welcher der Tabakindustrie schon lange bekannt, aber äußerst unbequem war!

Durch diese Erkenntnis ist Rauchen nun nicht mehr ausschließlich ein von den RaucherInnen persönlich zu verantwortendes Gesundheitsrisiko: Auch Nichtraucherinnen und Nichtraucher können dadurch teils schwer wiegende Gesundheitsschäden erleiden, die mit jenen von aktiven RaucherInnen vergleichbar sind. So zeigen epidemiologische Studien, dass das Lungenkrebsrisiko durch Passivrauchen um 30 Prozent erhöht ist. Vor allem Babys, Kinder und Jugendliche sind Passivrauch (ETS, Environmental Tobacco Smoke) schutzlos ausgeliefert und werden, da sie noch im Heranwachsen sind und besonders empfindliche Atemwege haben, durch diesen in hohem Maß gefährdet: Sie sind unter anderem anfälliger für akute und chronische Mittelohrentzündungen, Lungenentzündungen, Atemwegserkrankungen und Asthma.

Mittlerweile ist sogar belegt, dass auch „kalter" Tabak-

rauch gesundheitsgefährdend wirkt, da sich einzelne Komponenten des Passivrauchs lange Zeit in der Raumluft halten – Tabakfeinpartikel lagern sich an Wänden, am Plafond, an Böden und sogar an Gegenständen an und werden von dort kontinuierlich abgegeben.
Die Tabakindustrie verfügte schon Jahrzehnte vor der öffentlichen Forschung über detailliertes Wissen zur Gesundheitsschädlichkeit unzähliger toxischer, kanzerogener und erbgutschädigender Verbrennungsprodukte der Tabakerzeugnisse, insbesondere auch im „Passivrauch". Studien von PHILIP MORRIS fanden ab den 70er-Jahren heraus, dass es – ausgehend vom Zigarettenrauch – ungefähr 57 verschiedene „Zigarettenparameter" gibt, welche die Menge und den Typ von toxischen Chemikalien in der Luft beeinflussen können. Solche „Parameter" können zum Beispiel der Filtertyp, der Durchmesser, das jeweilige Zigarettenpapier oder die verwendete Tabaksorte sein. Die Füllung („Filler") der Zigarette ist dabei allerdings der wichtigste Faktor: Sie besteht aus dem Tabak mit all seinen Zusatzstoffen. Das ist die wesentlichste Masse, die beim Verbrennungsprozess für die hochtoxischen Chemikalien in der Luft verantwortlich ist.
Und es sind vor allem die Feinpartikel im Passivrauch, welche die Gesundheitsschädlichkeit ausmachen, denn diese gelangen aufgrund ihres geringen Durchmessers tief in die Lunge. Besonders die Konzentrationen der tabakspezifischen Nitrosamine (Verbrennungsprodukt von Nikotin) sind im Seitenstromrauch (der Rauch beim Abglimmen) aufgrund der niedrigeren Verbrennungstemperaturen viel, viel höher als im Hauptstromrauch, der von den RaucherInnen inhaliert wird. So wurde von der Tabakindustrie beispielsweise in einem geheimen

Experiment mit dem Namen TASSO in Neuchâtel/ Schweiz im Jahr 1986 herausgefunden, dass in einem geschlossenen Raum nicht während des Rauchens, sondern erst vier Stunden, nachdem die Zigarette ausgelöscht wurde, die höchste Konzentration von Nitrosaminen im Seitenstromrauch erreicht wurde.

Auch aus dem geheimen Projekt POLDI, das die Messung der Intensität von toxischen Verbindungen im Seitenstromrauch zum Ziel hatte, geht hervor, dass PHILIP MORRIS schon im Jahre 1985 über das Wissen verfügte, dass unerwünschte chemische Reaktionen im Seitenstromrauch sogar nach Stunden fortgesetzt werden.

Nachdem Anfang der 80er-Jahre Studien wie zum Beispiel jene des japanischen Wissenschafters HIRAYAMA – eine Langzeitstudie, welche die Gesundheitsschädlichkeit des Passivrauchens belegte – veröffentlicht wurden, kam die Tabakindustrie unter Zugzwang, wie sich an dem folgenden kurzen Zitat aus den *Project Downunder Conference Notes* von 1987 ablesen lässt:

> *„Where we are. In deep shit.“*
>
> *(„Wo wir stehen? Tief in der Scheiße.“)*

Weiters wurde gewarnt:

> *„…[w]e cannot say ETS is ‚safe' and if we do, this is a ‚dangerous' statement.“*
>
> *(„… wir können nicht sagen, ETS sei ‚sicher', und wenn wir es tun, ist dies eine ‚gefährliche' Behauptung.“)*

Daher war die Tabakindustrie gezwungen zu handeln, und genau wie beim Aktivrauchen war es auch hier das heilige Ziel, die „Kontroverse“ am Leben zu erhalten. Es sollte unbedingt jegliche Gesetzgebung untergraben werden, die das Rauchen in öffentlichen Gebäuden oder am Arbeitsplatz einschränken könnte, denn die Tabakkonzerne waren wieder einmal in großer Sorge um ihre Umsätze:

> *„In U.S., ETS issue will have devastating effect on sales ...“*
>
> *(„In den USA wird die ETS-Frage verheerende Auswirkungen auf die Verkaufszahlen haben ...“)*

Unter der Führung von Philip Morris einigten sich die Tabakkonzerne daher darauf, weltweit die wahren Fakten zu vertuschen und eine Kontroverse über die gesundheitlichen Auswirkungen von ETS anzuzetteln. Die Zeugenaussagen aus den USA sprechen eine deutliche Sprache:

> *„Defendants designed a sophisticated public relations and research strategy to attempt to ‚alter public perception that ETS is damaging‘ – despite their own knowledge that there was a ‚lack of objective science‘ to support this campaign.“*
>
> *(„Die Beklagten entwarfen eine ausgeklügelte Public Relations- und Forschungsstrategie, mit der sie versuchten, die ‚öffentliche Wahrnehmung, dass ETS schädlich ist‘, zu ändern – wider ihr besseres Wissen, dass es einen ‚Mangel an objektiver Wissenschaft‘ zur Unterstützung dieser Kampagne gab.“)*

Teil dieser Strategie war auch die Gründung des Center for Indoor Air Research (CIAR) im Jahr 1988. Zweck dieser Einrichtung war es, die Bemühungen der Tabakkonzerne, die amerikanische Öffentlichkeit über das wirkliche Ausmaß der Gefahren des Passivrauchens im Unklaren zu lassen, zu unterstützen. Um diese Organisationen auch auf internationaler Ebene wirken zu lassen, wurde das „ETS Consultancy Program“ ins Leben gerufen, dessen Ziel es war, diese Bemühungen auch auf internationaler Ebene umzusetzen, um so jegliche

Gesetzgebung gegen Passivrauchen zu verhindern. Und die Tabakindustrie ging in ihren Bemühungen sogar noch weiter: Sie versuchte mit dem „Air quality"-Problem von der Luftverschmutzung durch Tabakrauch in Innenräumen abzulenken und heuerte zu diesem Zweck gut bezahlte WissenschafterInnen (so genannte „White Coats" – benannt nach den weißen Arbeitskitteln) an. Zahlreiche solcher Projekte wie das „ETS Consultancy Program", die „Operation Downunder" oder das „Whitecoat Project" wurden von Tabakkonzernen unter der Leitung von PHILIP MORRIS und Tabakindustrie-Anwälten geführt. Ziel dieser Initiativen war es, Industriefreundliche WissenschafterInnen auf der ganzen Welt ausfindig zu machen und zu finanzieren, um wissenschaftliche Aussagen zu erhalten, die den Zusammenhang zwischen ETS und Krankheiten widerlegten. Die Projektbeschreibung des „Whitecoat Project" bringt dies deutlich zum Ausdruck:

> *„In every major international area (USA, Europe, Far East, South America, Central America & Spain) they are proposing, in key countries, to set up a team of scientists organized by one national coordinating scientist and American lawyers, to review scientific literature or carry out work on ETS to keep the controversy alive. They are spending vast sums of money to do so, and on the European front Covington & Burling, lawyers for the Tobacco Institute in the USA, are proposing to set up a London office from March 1988 to coordinate these activities."*
>
> *(„Sie schlagen vor, in jedem bedeutenden internationalen Gebiet [USA, Europa, Ferner Osten, Südamerika, Mittelamerika und Spanien] in Schlüsselländern ein Team von WissenschafterInnen einzurichten, organisiert von einem nationalen*

wissenschaftlichen Koordinator und amerikanischen Anwälten, zur Überprüfung von wissenschaftlicher Literatur oder zur Durchführung von Arbeiten über ETS, um so die Kontroverse am Leben zu erhalten. Sie geben dafür gewaltige Summen aus und an der europäischen Front schlagen Covington & Burling, die Anwälte des Tabacco Institute in den USA, vor, ab März 1988 ein Büro in London einzrichten, um diese Aktivitäten zu koordinieren.")

In einem vertraulichen Memo-Dokument der Anwälte Covington & Burling aus dem Jahr 1988 wird die Initiative in Europa, Osteuropa, dem Mittleren Osten und Asien beschrieben:

„... Scientists and engineers also must be available who can demonstrate that any irritation to non-smokers from ETS can and should be mitigated through improvements in ventilation/filtration systems ... [because] [s]olving the ETS ‚problem' should be made part of solving the more general indoor air quality problem."

(„... Auch WissenschafterInnen und IngenieurInnen müssen verfügbar sein, die beweisen können, dass jegliche Irritation von NichtraucherInnen durch ETS mittels Verbesserungen in den Ventilations-/Filtersystemen abgeschwächt werden könnte und sollte ... [denn] die Lösung des ETS-‚Problems' sollte zu einem Teil der Lösung des allgemeineren Problems der Luftqualität in Innenräumen gemacht werden.")

Die WissenschafterInnen, die in diese Projekte eingebunden waren, wurden nach speziellen Kriterien ausgewählt:

„The scientists are then contacted by these coordinators or by the lawyers and asked if they are interested in problems of Indoor Air Quality: tobacco is not mentioned at this stage. CV's (Lebenslauf, Anmerkung des Autors) are obtained and

obvious ‚anti-smokers' or those with ‚unsuitable backgrounds' are filtered out ..."

„Die WissenschafterInnen werden dann von diesen Koordinatoren oder den Anwälten kontaktiert und gefragt, ob sie an Problemen der Luftqualität in Innenräumen interessiert seien: Tabak wird zu diesem Zeitpunkt nicht erwähnt. Lebensläufe werden erfragt und offenkundige ‚Anti-RaucherInnen' oder solche Personen mit ‚ungeeignetem Hintergrund' ausgesondert ...")

Firmen, die Qualitätskontrollen der Innenraumluft durchführen, wurden von der Tabakindustrie beauftragt, unter Verwendung von Daten der Tabakindustrie die Rolle des Tabakrauchs als einem der Hauptschadstoffe der Innenraumluft herunterzuspielen und zu vertuschen. Healthy Buildings International zum Beispiel war eine derartige Firma, die im Auftrag der Tabakindustrie Messungen vornahm und die Ergebnisse und Daten entweder verfälschte oder nicht veröffentlichte. Die TechnikerInnen von Healthy Buildings International erhielten laut ihren Aussagen vor Gericht grundsätzliche Instruktionen, wie sie bei diesen Aufträgen vorzugehen hatten: Niemals durfte bei solchen Innenraumluft-Messungen erwähnt werden, dass diese im Auftrag des Tobacco Institute durchgeführt wurden. Messungen durften nur in jenen Räumen vorgenommen werden, in denen die Luftzirkulation am besten war. Auf die Frage der Lösung von Luftproblemen jeglicher Art mussten die TechnikerInnen den Einsatz von Ventilation empfehlen, untersagt war ihnen jeglicher Hinweis auf ein Rauchverbot oder eine Raucher-Einschränkung. Alle Inspektionsberichte wurden vor der Aussendung von den Vorgesetzten überprüft und „korrigiert" bzw. „bearbeitet".

Einer der Techniker, die für das Center for Indoor Air Research (CIAR) Untersuchungen über die Luftqualität in Innenräumen durchführten, trat als Zeuge in einem der Prozesse auf – seine Aussage lässt an Deutlichkeit nichts zu wünschen übrig:

> *„I tested for particulate levels in both the smoking section and the nonsmoking-section of the cafeteria at the same time … I recorded high levels of particulates in both sections of the room … These results indicated that in this case, the simple physical separation of smokers and non-smokers in the same room was not an effective strategy for control of Environmental Tobacco Smoke. In the Healthy Buildings International (HBI) report to CIAR, however, the two tests I conducted in the same room are listed and tabulated as if they were inspections conducted in separate rooms."*
>
> *(„Ich habe die Partikelbelastung im Raucherteil und im Nichtraucherteil der Cafeteria zur gleichen Zeit getestet … ich habe eine hohe Partikelbelastung in beiden Bereichen des Raumes festgestellt. … Diese Ergebnisse wiesen darauf hin, dass in diesem Fall die einfache körperliche Trennung von RaucherInnen und NichtraucherInnen im selben Raum keine wirkungsvolle Strategie zur Eindämmung des Tabakrauchs in geschlossenen Räumen war. Im Healthy Buildings International [HBI] Bericht an CIAR wurden die beiden Tests, die ich im selben Raum durchgeführt hatte, jedoch so aufgeführt und tabellarisch dargestellt, als hätte es sich um Untersuchungen in getrennten Räumen gehandelt.")*

Der Techniker sagte aus, dass er selbst bei guter Ventilation eines Raumes eine hohe Zahl an Zigarettenrauchpartikeln und sogar ein geringes Vorkommen von Kohlendioxid festgestellt hätte.
Geschäftsverbindungen der Tabaklobby mit der Lüf-

tungsindustrie wurden und werden in der Absicht geschaffen, das nicht wirksame Mittel der Gebäudeventilation als Problemlösungsstrategie für Passivrauchen zu verkaufen – auf einer generalstabsmäßigen und globalen Ebene. Doch Maßnahmen, die ausschließlich auf Ventilation beruhen, reichen nicht aus, um ein rauchfreies Umfeld zu schaffen – denn es gibt keinen Nachweis für einen nicht gesundheitsschädlichen Schwellenwert für Tabakrauch in der Raumluft.

In dem Bemühen, von der eigentlichen Problematik der Gesundheitsgefährlichkeit des Passivrauchens abzulenken, war die Tabakindustrie dennoch sehr erfolgreich. Aus den US-Gerichtsprozessen geht hervor, dass die weltweite Öffentlichkeit in ihrem Wissen um die Schädlichkeit von ETS Jahrzehnte hinter der Tabakindustrie hinterherhinkt.

Die Tabakindustrie schaffte es auch in diesem Fall, mit künstlich fabrizierten Daten eine Lösung für das ETS-Problem anzubieten bzw. wichtige Fakten vor der Öffentlichkeit und den Gesundheitsbehörden geheim zu halten. Die Auswirkung dieser Vorgangsweise zeigt sich in einem noch immer relativ unterentwickelten Wissen um die Gefahren des Passivrauchens: Erst Anfang 2005 wurde zum Beispiel in Österreich das Rauchen in öffentlichen Gebäuden per Gesetz auf spezielle Nichtraucherbereiche beschränkt. Ein Zuwiderhandeln wird allerdings erst ab 2007 Folgen haben, und auch dann sollen lediglich die für den Nichtraucherbereich Verantwortlichen zur Kasse gebeten werden.

14. Gentlemen's Agreement

Laut Aussage von Tabakindustrie-Insidern halten sich die Tabakkonzerne seit vielen Jahrzehnten an eine ungeschriebene Vereinbarung: Diese beinhaltet Absprachen über die an die Öffentlichkeit weitergeleiteten wissenschaftlichen Fakten, Konkurrenzklauseln sowie Vereinbarungen, wonach gewisse biologische Experimente hinsichtlich kommerziell vermarkteter Zigaretten in den „häuslichen" Forschungseinrichtungen nicht durchgeführt werden!

Zur „Forschungsstrategie" der Tabakkonzerne in den USA sagten 2004/2005 hochkarätige ExpertInnen in der größten zivilrechtlichen Klage gegen die Tabakindustrie aus, unter anderem auch JEFFREY HARRIS, ein Experte auf dem Gebiet der Wirtschaftswissenschaften und der Medizin:

> *„Defendants have engaged during the past five decades in a sustained cooperative arrangement in which they have jointly denied that smoking causes disease, jointly refrained from making comparative health claims about each others, products, and jointly withheld potential risk-reducing alternatives from the market-place ... The evidence in the present case, as shown by Defendants own documents, repeatedly shows that Defendants have colluded via direct communication and explicit agreement among themselves."*

(„Die Beklagten haben sich in den vergangenen fünf Jahrzehnten für ein gemeinsames Vorgehen entschlossen, sodass sie gemeinschaftlich geleugnet haben, dass Rauchen Krankheiten verursacht, es unterlassen haben, vergleichende Gesundheitsaussagen über die Produkte des jeweils anderen zu machen sowie mögliche risikoreduzierende Alternativen vom Markt ferngehalten haben. ... Wie aus den Unterlagen der beklagten Parteien hervorgeht, zeigen die Beweise im vorliegenden Fall wiederholt, dass sie durch direkte Absprachen und ausdrückliche Vereinbarungen zu betrügerischen Zwecken miteinander kooperierten.“)

Diese interne Übereinkunft der Tabakkonzerne, das so genannte Gentlemen's Agreement, legt auch fest, welche Tests „verboten" sind. Es handelt sich dabei durchwegs um Tierversuche wie beispielsweise Langzeitinhalationsstudien, das Bestreichen von Mäusehaut mit Zigarettenkondensat, kurzfristige akute Toxizitätsstudien und Langzeit-Krebsstudien!
Die Tabakindustrie ist jedoch keineswegs gegen Tierversuche eingestellt. Der Grund für diese Verbote ist aus einem internen Philip-Morris-Dokument aus dem Jahr 1959 ersichtlich:

„Medical experience has shown that man responds to various substances in the same manner as experimental animals.“

(„Die medizinische Erfahrung hat gezeigt, dass der Mensch auf verschiedene Substanzen gleich reagiert wie Versuchstiere.“)

Und obwohl in Wissenschaftskreisen vergleichende Resultate von Tierversuchen mit menschlichen Gesundheitsrisiken mittlerweile als umstritten gelten, war genau das der Grund für dieses damalige Verbot: Denn wenn sich im Tierversuch herausgestellt hätte, dass

zum Beispiel Substanzen wie Zigarettenrauch oder Zigarettenteer die Gesundheit der Tiere beeinträchtigen können, so hätte es nahe liegen können, dass die gleichen Substanzen auch einen schädlichen Effekt auf den Menschen haben.
Sinn und Zweck dieses Gentlemen's Agreement war es, die Tabakindustrie vor Klagen zu schützen und ihre grundsätzliche Verteidigungsposition zu untermauern: Für keine Zigarettenmarke konnte so der wissenschaftliche Beweis erbracht werden, dass sie Verursacher bestimmter Krankheiten sei. Wenn die Tabakkonzerne auf dem Gesundheitsgebiet konkurriert und die Öffentlichkeit aufgeklärt hätten, dass einzelne Produkte sicherer seien oder potenziell weniger kanzerogene Substanzen als andere Marken abgäben, dann hätten sie damit auch anerkannt, dass andere Marken – jene mit höherer Kanzerogenität – weniger sicher seien.
Aus einem internen Memorandum von American Tobacco Company geht hinsichtlich der Vereinbarung, keine „in-house biological research" („interne biologische Forschungen") durchzuführen, hervor:

> *„... Let me repeat. Biological and medical experimentation is outside the scope of the Department and Research of the American Tobacco Company ..."*
>
> *(„... Lassen Sie mich wiederholen. Biologische und medizinische Experimente fallen nicht in den Bereich der Forschungs- und Entwicklungsabteilung der American Tobacco Company ...")*

Durch diese Vereinbarung wurde aber natürlich auch verhindert, dass Zigaretten, die weniger gesundheitsgefährdend waren, auf den Markt gebracht wurden. Laut Zeugenaussage von ERNST WYNDER (Epidemiologe in den USA) im Kongress bemerkte einer der Forschungsdirektoren bei American Tobacco Company:

> *„... were it not for their supervising executives, significant changes could be made in smoking products to make them ‚safer'."*
>
> *(„... wären da nicht ihre Aufsichtsorgane, so könnten bedeutende Änderungen bei den Rauchprodukten vorgenommen werden, um sie ‚sicherer' zu machen.")*

Einzelne Tabakkonzerne scheinen sich jedoch nicht an das Gentlemen's Agreement gehalten zu haben und führten, trotz dieser Vereinbarungen, geheime Forschungen zu den bereits erwähnten Themenbereichen durch. Aus einem Philip-Morris-Memorandum aus dem Jahr 1968 geht dies klar hervor:

> *„We have reason to believe that in spite of gentlemans agreement from the tobacco industry in previous years that at least some of the major companies have been increasing biological studies within their own facilities."*
>
> *(„Wir haben guten Grund zur Annahme, dass trotz des Gentlemen's Agreement in der Tabakindustrie in früheren Jahren zumindest einige der größeren Unternehmen vermehrt biologische Studien in ihren eigenen Anlagen durchgeführt haben.")*

PHILIP MORRIS selbst ließ biologische Forschungen an Tieren hinsichtlich der gesundheitlichen Auswirkungen von Zigaretten in Deutschland von einer Einrichtung mit dem Namen Institut für biologische Forschung (INBIFO) durchführen, deren Eigentümer PHILIP MORRIS war. Unter anderem wurden in Deutschland unter strengster Geheimhaltung kommerzielle Zigaretten, mit einem Geheimcode versehen, getestet. Bis heute ist es nicht gelungen, die Codes der getesteten Zigarettenmarken zu entschlüsseln.

All diese Forschungen wurden aus „defensiven" Gründen durchgeführt, d. h. dass PHILIP MORRIS auf die Zeit vorbereitet sein wollte, wenn der Konzern von der Regierung oder durch die Konkurrenz am Markt gezwungen werden sollte, seine Produkte zu verbessern. In einem Dokument aus dem Jahr 1964 heißt es:

> *„... Our philosophy is not to start a war, but if war comes, we aim to fight well and to win."*
>
> *(„... Unsere Philosophie ist es nicht, einen Krieg zu beginnen, aber wenn der Krieg kommt, dann wollen wir gut kämpfen und gewinnen.")*

Teil dieser Strategie war es, dass die Tabakindustrie, im Speziellen PHILIP MORRIS, das enorme Wissen, über das sie verfügte, dazu einsetzte, um Technologien zu entwickeln, die zum Beispiel die schädlichen Substanzen im Rauch reduzieren oder gar eliminieren können. Diese Technologien wurden jedoch nicht sinnvoll getestet oder in bereits vermarktete Produkte eingebaut und die Zigaretten mit diesen neuen Eigenschaften wurden auch nicht mit den kommerziell verkauften Zigaretten verglichen, denn es war ebenfalls Teil dieser Taktik innerhalb der Tabakindustrie, unendliche Studien und Wiederholungsstudien von wissenschaftlichen Themen und „Problemen" zu machen: Die Ergebnisse dieser Forschungsprojekte wurden bewusst nicht implementiert. Diverse radikale und innovative Produkte wurden so von den Tabakkonzernen in den letzten Jahrzehnten geheim entwickelt und bestenfalls kurzfristig am Markt getestet: die innovativen Nikotinverabreichungsprodukte „Premier" und „Eclipse" von R. J. REYNOLDS, „Accord" von

PHILIP MORRIS, „Advance" von BROWN & WILLIAMSON oder „Ariel" von BRITISH AMERICAN TOBACCO.

R. J. REYNOLDS war einer der wenigen Tabakkonzerne, der sein neuartiges Produkt „Premier" in den späten 80er-Jahren auch am Markt testete. Danach beendete RJR den Testmarkt und führte „Eclipse" erst Mitte der 90er-Jahre kurzfristig wieder ein. PHILIP MORRIS entwickelte „Accord" und begann in den späten 90er-Jahren am Testmarkt zu verkaufen. Die KonsumentInnen wurden jedoch von PHILIP MORRIS nicht informiert, ob und in welchem Umfang dieses neuartige Produkt weniger gefährlich sei! So gab es keine Vergleichsbasis und aus diesem Grund auch keine Gefahr für die konventionellen Zigaretten, wie etwa die „Marlboros". Auch der kleine amerikanische Tabakkonzern LIGGETT entwickelte unter strengster Geheimhaltung eine absolut neuartige Zigarette mit dem Code-Namen „XA". Firmeninterne Tierversuche erbrachten den Nachweis, dass das Rauchkondensat der „XA"-Zigarette eine zwischen 78 und 100 Prozent niedrigere Krebsrate als gewöhnliche Zigaretten verursachte und die Häufigkeit der kanzerogenen Tumore um 77 bis 100 Prozent reduziert wurde. Die WissenschafterInnen von LIGGETT scheiterten jedoch an dem Versuch, diese weniger gefährliche Zigarette zu voller Marktreife zu entwickeln, da LIGGETT Angst vor impliziten haftungsrechtlichen Eingeständnissen hatte und es außerdem zu Einschüchterungen und Drohungen durch die großen Tabakkonzerne kam.

Unvorstellbar ist die Tatsache, dass die Tabakindustrie, vor allem PHILIP MORRIS, durch solche Forschungen unterschiedlichste Technologien und Patente wie etwa die „Supercritical Fluid Extraction" besaß, um die hochtoxischen, tabakspezifischen Nitrosamine im Zigarettenrauch auf ein absolutes Minimum zu reduzieren, was vor allem PassivraucherInnen zugute kommen würde. Diese nahezu totale Reduktion von Nitrosaminen (Stickstoffverbindungen, die unter anderem beim Rauchen entstehen) ist seit 1987 bekannt, aber noch immer werden diese „Niedrigreduktionen" in den Forschungseinrichtungen der Tabakkonzerne zum wiederholten Mal studiert ... und die dabei entwickelten Technologien nicht am Markt eingesetzt!

Letztlich bedeutet dies, dass die Forschungseinrichtungen der Tabakindustrie bereits seit Jahrzehnten Patente und High-Tech entwickelt haben, um eine weniger gefährliche Zigarette herzustellen und zu vermarkten. Das entsprechende technische Wissen war in den Einrichtungen der Tabakkonzerne vorhanden, das gesundheitliche Risiko des Rauchens wurde jedoch bewusst nicht vermindert. Aus Furcht, durch Reduzierung der den Zigaretten bewusst zugesetzten Giftstoffe implizit einzugestehen, dass die bisher am Markt angebotenen Zigaretten nicht „sicher" waren, wurde das Schutzbedürfnis der VerbraucherInnen über Jahrzehnte hinweg missachtet.

Die Aussage des ehemaligen wissenschaftlichen Leiters von PHILIP MORRIS, WILLIAM A. FARONE, bestätigt, dass diese Nichtverfügbarkeit von potenziell weniger gefährlichen Produkten auf dem Markt das Resultat der bewussten Wahl der Tabakindustrie ist und nicht aufgrund technologischer Grenzen zustande kam!

FARONE sagte aus, dass die Tabakkonzerne durch dieses Vorgehen keine vergleichbaren wissenschaftlichen Daten schaffen wollten, die zeigen konnten, dass bestimmte Zigaretten biologisch weniger gefährlich seien als andere, und dies so argumentierten, dass die Produkte mit wirklichen potenziellen Sicherheitsvorteilen nicht für die KonsumentInnen akzeptabel seien bzw. dass die Datenlage unzureichend sei, um die Implementierung von potenziellen Sicherheitsvorteilen zu befürworten. FARONE startete aus Eigeninitiative ein Programm zur genetischen Modifikation von Tabak. Ziel war ein Tabak mit weniger Nikotin, weniger Stickstoffverbindungen, weniger unerwünschten Materialien und weniger Schwermetallen. Das Management von PHILIP MORRIS stellte dieses Projekt jedoch ein.

15. Das Netz

Es ist an der Zeit, dass wir uns fragen: Wie mächtig und manipulativ ist die globale Tabakindustrie wirklich? Wie weit reicht der lange Arm ihres Einflussbereichs? Wie weit gehen ihre Vorstandsvorsitzenden, ihre AnwältInnen, ManagerInnen, Marketingchefs und vor allem ihre WissenschafterInnen wirklich, um die Interessen des Tabakkartells zu wahren?

Die Ansicht, dass die Steuereinnahmen aus dem Tabakgeschäft eine unverzichtbare Geldquelle für den Staat darstellen, dass die Tabakindustrie eine enorme Wirtschaftsmacht ist, da sie unzählige Arbeitsplätze zur Verfügung stellt, und dass daher nicht am Ruf dieses Industriezweigs gekratzt werden darf, ist auch heute in der öffentlichen Meinung noch fest verankert – ungeachtet der Tatsache, dass laut Angaben der Internationalen Arbeitsorganisation (ILO) 90 Prozent der schätzungsweise 100 Millionen Menschen, die weltweit in allen Segmenten des Tabaksektors beschäftigt sind, in den Entwicklungsländern arbeiten. Dank dieser Argumentation gelang und gelingt es der Tabakindustrie, mit einer militärisch und generalstabsmäßig anmutenden Lobbying-Struktur weltweit Gesetze in der Vorbereitungsphase modellieren zu lassen, Tabakwerbeverbote zu vernichten und durch effektive und subtil manipulative Werbe-, PR- und Marketingstrategien immer neue Absatz-

märkte zu schaffen. Zudem werden von der Tabakindustrie JournalistInnen von Presse, Radio und Fernsehen – die aufgrund der immer rascheren Produktionsabläufe kaum mehr Zeit für fundierte Recherchearbeit haben – manipuliert, sodass Medienberichterstattung oft lediglich auf PR-Berichten basiert.
Aus den internen Dokumenten geht hervor, dass AutorInnen und HerausgeberInnen wissenschaftlicher Zeitschriften von Tabakfirmen bestochen werden und zum Beispiel Veröffentlichungen von Behörden wie etwa der U.S.-Umweltschutzbehörde über wissenschaftliche Erkenntnisse der Krankheitsfolgen des Passivrauchens durch Rechtsanwälte der Tabakindustrie und Politiker bewusst blockiert wurden. Mit welcher Planmäßigkeit dabei vorgegangen wird, macht diese Textstelle deutlich:

> *„The following is a preliminary proposal that out lines a media/policy plan that could be executed in Europe. Unlike most plans that focus on getting one message out to the mass media our plan focuses on getting our message out to selected network of journalists. Using this approach in the U.S. we have been able to get favorable articles/commentaries in major publications such as the Wall Street Journal, National Review and reach millions of the public through the numerous syndicated columnists that are in our network. Moreover, using this approach we can develop a sustainable media presence in Europe that can be accessed for numerous issues."*
>
> *(„Im Folgenden wird ein vorläufiger Entwurf für einen Medien-/ Politikplan erläutert, der in Europa umgesetzt werden könnte. Anders als die meisten Pläne, die darauf abzielen, den Massenmedien eine Botschaft zu vermitteln, zielt unser Plan darauf ab, unsere Botschaft einem ausgewählten Netzwerk an*

JournalistInnen zukommen zu lassen. Durch dieses Vorgehen ist es uns in den USA gelungen, wohlmeinende Artikel/Kommentare in großen Publikationen wie dem Wall Street Journal, der National Review zu bekommen und durch die zahlreichen KolumnistInnen, die in unser Netzwerk eingebunden sind und diesem Konsortium angehören, ein Millionenpublikum zu erreichen. Durch dieses Vorgehen können wir darüber hinaus eine nachhaltige Medienpräsenz in Europa entwickeln, auf die für verschiedene Themen zugegriffen werden kann.")

Interne Dokumente aus dem Jahr 1990 beschreiben diese subtilen Beeinflussungsversuche der Tabakindustrie, die sich Gedanken darüber machte, wie man der immer geringer werdenden gesellschaftlichen Akzeptanz des Rauchens begegnen könnte:

„If we are to truly influence the public policy agenda and the information flow to the populace we must be the media, we must be part of it. The only way to do this is to own a major media outlet ... If we are not willing to take this step, then we are not serious about really wanting to change the atmosphere."

(„Wenn wir wirklich auf die öffentliche politische Tagesordnung und auf den Informationsfluss für die breite Masse Einfluss nehmen wollen, dann müssen wir die Medien sein, müssen wir ein Teil von ihnen sein. Die einzige Möglichkeit, dies zu erreichen, ist es, sich einen eigenen bedeutenden Medienmarkt zu schaffen ... Wenn wir zu diesem Schritt nicht bereit sind, dann ist es uns nicht Ernst damit, einen Stimmungsumschwung herbeiführen zu wollen.")

Wie gezielt die Tabakkonzerne dieses Lobbying betrieben haben, ist zum Beispiel aus internen Dokumenten von PHILIP MORRIS ersichtlich:

„... It is essential that we utilize European based policy groups to execute this program. The policy groups serve as the link to identify journalists as well as provide local and continual contact with selected media. These policy groups can sponsor conferences, publish magazines and newsletters as well as sponsor journalist internship programs.“

(„... Es ist lebensnotwendig, dass wir in Europa ansässige Strategiegruppen einsetzen, um dieses Programm durchzuziehen. Die Strategiegruppen dienen als Bindeglied, sowohl um JournalistInnen ausfindig zu machen als auch um die lokalen und anhaltenden Kontakte mit ausgewählten Medien herzustellen. Diese Strategiegruppen können Konferenzen finanziell unterstützen, Magazine und Newsletter herausgeben sowie Praktikantenprogramme für JournalistInnen fördern.“)

Doch nicht nur die Medien versuchten die Tabakkonzerne für ihre Zwecke einzusetzen: Unter der Aufsicht von durch die Tabakindustrie bezahlten AnwältInnen wurden aus einem eigenen Budget Forschungen mit Tabakindustrie-freundlichen WissenschafterInnen finanziert. Diese sollten als gut bezahlte Expertenzeugen in Schadenersatzprozessen auftreten und hatten die Aufgabe, die „wissenschaftliche Position der Tabakindustrie" in gesetzgeberischen und regulativen Verfahren zu vertreten.

Die AnwältInnen der Tabakkonzerne achteten penibel darauf, dass jegliche internen wissenschaftlichen Dokumente auf „sensible" Informationen, die im Zuge eines Prozesses gegen die Tabakindustrie verwendet werden hätten können, überprüft wurden. Laut Zeugenaussage von JEFFREY WIGAND (von British American Tobacco) aus dem Jahr 1989 wurden die WissenschafterInnen diesbezüglich eigens instruiert:

„Lawyers were instructing me, a scientist, how to interpret epidemiological studies. In every instance, I was instructed that the evidence in the pubic health domain had not satisfactory proven causation. I was told that studies that demonstrated a link between smoking and cancer were fraught with errors, Moreover, I was told that epidemiology could not be relied upon because it was just statisticians doing guess work."

(„Anwälte haben mich, einen Wissenschafter, instruiert, wie ich epidemiologische Studien zu interpretieren hatte. Bei jedem Beispiel wurde mir erklärt, dass das Beweismaterial im Bereich der öffentlichen Gesundheit auf keiner ausreichend abgesicherten Theorie basierte. Man sagte mir, dass Studien, die eine Verbindung zwischen Rauchen und Krebs bewiesen hätten, voller Fehler seien. Außerdem, so wurde mir gesagt, könne man sich auf die Epidemiologie nicht verlassen, denn dies seien lediglich Schätzungen von Statistikern.")

Die Verdrehung, Verharmlosung, Unterdrückung und künstlich fabrizierte Widerlegung von seriösen und wissenschaftlichen Forschungsdaten durch von der Tabakindustrie bezahlte Studien und Kampagnen erreicht gigantische Ausmaße ebenso wie die Unterwanderung von Gesundheitsorganisationen durch Personen, die der Tabakindustrie und ihren Interessen gewogen sind. Als Beispiel sei hier nur ein FTR Science and Technology/ Inter Office Correspondence-Dokument aus dem Jahr 1987 zitiert:

„... The theme was ETS [Environmental Tobacco Smoke], HGA [Gaisch: ein leitender Wissenschafter von Philip Morris] explained the PM [Philip Morris] position, and Mr. Mauhart outlined AT's [Austria Tabak] plans for which he would like to obtain PM's support. In essence the idea is the following:

The Austrian Minister of Health will oblige AT to finance an official hearing, organised under the patronage of the Health Minister (in fact AT, with the help of friends, will have to do the preparatory work), on the subject of ETS. The world's leading scientists will be invited to this hearing. Based on the scientific evidence available, there cannot be any doubts as to the conclusions which will be reached at the end of the hearing. This will enable the Health Minister to take a decisive position, which would be unattackable on scientific and political grounds ..."

(„... Das Thema war ETS [Tabakrauch in geschlossenen Räumen], HGA [Gaisch: ein leitender Wissenschafter von Philip Morris] legte die Position von PM [Philip Morris] dar und Hr. Mauhart stellte jene Pläne von AT [Austria Tabak] vor, für deren Verwirklichung er gerne die Unterstützung von PM hätte. Im Wesentlichen ist die Idee folgende: Der österreichische Gesundheitsminister möchte AT verpflichten, ein offizielles Hearing zu finanzieren, das unter der Patronanz des Gesundheitsministers zum Thema ETS organisiert wird (tatsächlich soll AT, mit Unterstützung von Freunden, die Vorbereitungsarbeiten übernehmen). Führende WissenschafterInnen aus der ganzen Welt sollen zu diesem Hearing eingeladen werden. Auf Grundlage der bislang verfügbaren wissenschaftlichen Beweise kann es keinen Zweifel hinsichtlich der Schlussfolgerungen geben, die am Ende des Hearings gezogen werden. Dies wird dem Gesundheitsminister ermöglichen, eine entscheidende Position einzunehmen, die in wissenschaftlicher und politischer Hinsicht unangreifbar wäre ...")

Sogar aus der jüngsten Vergangenheit liegen zahlreiche Beispiele vor, die zeigen, dass der Arm des Tabakkartells lang und mächtig ist: So wurde im Juni 2005 in den USA in der Hauptverhandlung eines Prozesses gegen die großen Tabakkonzerne des Landes die Empfehlung von Sachverständigen zur Einhebung einer Geldbuße von fünf Milliarden Dollar pro Jahr über einen Zeitraum von 25 Jahren vom US-Department of Justice unberücksichtigt gelassen. Diese Summe von 130 Milliarden Dollar, die von den ExpertInnen für die Durchführung der benötigten Raucher-Entwöhnprogramme, für Telefon-Hotlines, Spezialkliniken und Forschung vorgeschlagen wurde, wurde vom Gericht ohne Argumentation auf zwei Milliarden Dollar pro Jahr über fünf Jahre gekürzt. Diese drastische Kürzung wird ebenfalls auf politische Einflussnahme durch die Tabakkonzerne zurückgeführt, da einige der maßgeblich für diese Entscheidung verantwortlichen AnwältInnen ehemalige MitarbeiterInnen von Anwaltskanzleien sind, die für die Tabakindustrie tätig waren.

In ihrem Bestreben, neue Absatzmärkte zu erschließen, geht die Tabakindustrie sogar noch weiter: Aus den internen Dokumenten kann herausgelesen werden, dass Tabakkonzerne wie zum Beispiel BAT ganz bewusst illegale Wege beschreiten, um neue Absatzmärkte zu erschließen. So verstehen sie es, den Zigarettenschmuggel gezielt für ihre eigenen Ziele zu nutzen, um neue Marken über den Schwarzhandel zu verbreiten und so neue Märkte zu erobern:

> *„As discussed with you in late June, N-P [Nobleza Picardo, Tabakfirma in Argentinien –* Anmerkung der AutorInnen*] under my direction will now enter the DNP („Duty Not Paid" – Anmerkung des Verfassers: geschmuggelte Zigaretten) market albeit with reluctance AND based on the repeated rejection of our proposal by Souza Cruz [der größte Tabakkonzern in Brasilien –* Anmerkung der AutorInnen*]. N-P cannot accept*

> *continued erosion of its [share market] without some response. This strategy is not without political risk ...“*
>
> *(„Wie mit Ihnen Ende Juni besprochen, wird N-P [Nobleza Picardo, Tabakfirma in Argentinien] unter meiner Führung nun in den DNP [„Duty Not Paid“ – Anmerkung des Verfassers: geschmuggelte Zigaretten]-Markt einsteigen, wenn auch zögernd UND aufgrund der wiederholten Ablehnung unseres Vorschlags durch Souza Cruz [der größte Tabakkonzern in Brasilien]. N-P kann die zunehmende Unterminierung seines [Marktanteils] nicht ohne Reaktion hinnehmen. Diese Strategie ist aber nicht ohne politisches Risiko ...“)*

Doch obwohl politisch riskant, zahlt sich diese Strategie offensichtlich aus:

> *„A small volume of Duty Paid exports would permit advertising and merchandising support in order to establish the brands for the medium/long term, with the market being supplied initially primarily through the DNP channel.“*
>
> *(„Eine kleine Menge von verzollten Exporten würde eine Unterstützung für Werbung und Vermarktung erlauben, um die Marken mittel-/langfristig zu etablieren, wobei der Markt anfänglich vor allem über den DNP-Kanal beliefert würde.“)*

Mittlerweile kam es aufgrund solcher Beteiligungen an Schmuggelgeschäften auch schon zu ersten Schuldeingeständnissen wie etwa im Falle einer 100-prozentigen Tochtergesellschaft des Tabakkonzerns R. J. REYNOLDS Tobacco Company. Weitere Prozesse wegen Schmuggel (und Geldwäscherei) sind auch gegen andere Tabakkonzerne im Laufen.

Von der Industrie gekauft

Immer deutlicher wird der massive Einfluss der Tabakindustrie auf die deutsche Medizinerelite: die öffentliche Meinung wurde gezielt manipuliert, die Gesundheitspolitik nachhaltig beeinflusst. Der lange Arm der Tabakkonzerne reichte bis in höchste politische Gremien.

Eine aktuelle Studie entpuppt sich geradezu als Lehrstück für gekaufte Wissenschaft. Belegt wird damit erstmals, wie hochdekorierte, renommierte WissenschafterInnen und MedizinerInnen in Deutschland von der Tabakindustrie für ihre Zwecke instrumentalisiert wurden. Die geheimen Geschäfte mit den deutschen Forschern waren Teil einer weltweiten Strategie, für die man sich die hohe Glaubwürdigkeit der Ärzteschaft zunutze machte.

> *„Internisten, Toxikologen oder Pneumologen, die sich im Hauptberuf um die Heilung von Raucherkrankheiten bemühten, wurden quasi im Nebenberuf Teil der Geschäftsstrategie der Zigarettenkonzerne. Deutschland war nach den USA die wichtigste Operationsbasis der Tabaklobby."*
>
> *Ludwig,* Im Würgegriff der Tabakindustrie, Der Spiegel 49/2005

Die Auswirkungen sind bis heute spürbar: In der öffentlichen Diskussion wurden die Risiken des

Rauchens so lange verharmlost, dass Deutschlands Anti-Raucher-Strategie im internationalen Vergleich auch heute noch nachhinkt.

Aus den internen Dokumenten wird die Taktik hinter dieser Vorgehensweise deutlich: US-Tabakmultis fahndeten weltweit gezielt nach kritischen Wissenschafterinnen und Wissenschaftern und versuchten sie „umzudrehen". Wissenschafterinnen und Wissenschafter führender Universitäten und Forschungseinrichtungen, die auch politisch entscheidende Schlüsselfunktionen einnahmen, wurden angeworben. Sie leisteten der Tabaklobby Gefälligkeitsdienste, denn möglichst viele Arbeiten sollten als Gegengewicht zu tabakfeindlichen Forschungsergebnissen veröffentlicht werden.

> *„In Deutschland setzten die Konzerne offenbar gezielt auf die Elite einer jungen, sich gerade erst etablierenden Forschungsrichtung. Die Gesundheitswissenschaften kümmerten sich besonders um vorbeugende Maßnahmen zur Gesunderhaltung. Die Professoren, die in diesem Zweig arbeiteten, hatten zum Teil großen Einfluss auf die Gesundheitspolitik."*
>
> *Ludwig*, Geheime Gesandte,
> Der Spiegel 23/2005

Angesehenste GesundheitswissenschafterInnen ließen sich so jahrelang für ihre Arbeit bezahlen: Forschungsgelder der Tabaklobby flossen in Studien, die unter anderem der besseren Vermarktung von leichteren Zigaretten dienen oder die

Gefahren des Passivrauchens widerlegen sollten. Etliche der Studienergebnisse wurden in namhaften Wissenschaftsjournalen publiziert. Kritische Untersuchungen wurden unterdrückt, unliebsame Ergebnisse vertuscht, anders denkende WissenschafterInnen in die Isolation gedrängt.

„Die Resultate waren entsprechend: In ihren Veröffentlichungen verharmlosten die Forscher die Gefahren des Rauchens, sie beschönigten das Suchtpotenzial der Zigaretten oder spielten eine dubiose Rolle bei der Zulassung von Zusatzstoffen in Tabakprodukten."

Ludwig, Geheime Gesandte,
Der Spiegel 23/2005

„Bei der Anwerbung des Münchner Mediziners Karl Überla, 70, hatte selbst die Tabakindustrie zunächst Skrupel – schließlich war der Mann damals Präsident des Bundesgesundheitsamtes (BGA). Der VDC [Verband der Cigarettenindustrie] probierte dennoch, den Mediziner für sich zu gewinnen.
Am 21. Mai 1982 beantragte Überla laut den Dokumenten tatsächlich ein groß angelegtes Forschungsprojekt: 1,6 Millionen Mark für eine Studie über Passivrauchen, die auch bewilligt wurden.

Wenig später traf sich der VDC-Mann Adlkofer mit Überla, so heißt es in einem internen Bericht, um die ‚Cumarin-Affäre' zu besprechen. Der als Rattengift gebräuchliche Pflanzenstoff hatte sich als extrem toxisch erwiesen und war deshalb als Zutat für Tabakprodukte verboten worden. Die Firmen aber wollten Cumarin als Geschmacksverstärker für Light-Zigaretten verwenden. Die Industrie argumentierte deshalb, bei den Versuchen am Max-von-Pettenkofer-Institut des BGA, die zu dem Verbot geführt hatten, sei die Dosierung ‚unnatürlich hoch' gewesen. Am 11. August 1982 konnte Adlkofer seinem Verband melden, dass der Chef des obersten Gesundheitsamtes die Sicht der Zigarettenindustrie teilte.

Die endgültige Entscheidung über den Zusatzstoff wurde auf die lange Bank geschoben. In der Zwischenzeit durften Philip Morris und BAT insgesamt 36 Milliarden Zigaretten mit dem Wirkstoff herstellen.

Überla bekam laut internen Dokumenten weiter lukrative Aufträge, auch als er längst aus seinem Amt als BGA-Chef ausgeschieden war."

Ludwig, Geheime Gesandte,
Der Spiegel 23/2005

Die von der Tabakindustrie angeworbenen Vertreter betätigten sich in Debatten über die Risiken des Passivrauchens als aktive Verharmloser, sie waren Mitglieder von wichtigen Arbeitsgruppen und Projekten, sogar auf EU-Ebene.

Die Öffentlichkeit wurde auf diese Art und Weise jahrzehntelang über die Risiken des Rauchens getäuscht und die Suchtprävention in Deutschland lange Zeit blockiert. Der Fokus der Forschung, die sich mit tabakrelevanten Themen befasste, war dem massivem Einfluss der Tabakindustrie ausgesetzt und wurde gezielt gesteuert. Dadurch wurde nicht nur die gesellschaftliche Akzeptanz des Rauchens verstärkt, sondern es kam auch zur Beeinflussung gesundheitspolitischer Entscheidungen und zur Behinderung der Bemühungen zur Eindämmung des Tabakkonsums. Dies erklärt letztlich auch die zurückhaltende Haltung der politisch Verantwortlichen in Deutschland in Hinblick auf Rauchverbote.

Die Studie macht auf die Gefahren der Drittmittelfinanzierung aufmerksam, denn erst langsam beginnt die Ärzteschaft hierzulande umzudenken. Während in Großbritannien ein „good-practice-Protokoll" existiert und ein Verhaltenskodex zum Umgang mit Forschungsgeldern für Universitäten, hat als erste deutsche Forschungsstätte erst vor kurzem das Deutsche Krebsforschungszentrum (DKFZ) in Heidelberg einen ethischen Code verabschiedet, der die Annahme von Forschungsgeldern der Tabakindustrie ausschließt.

16. Gesellschaft ohne Droge?

Warum wird das Schnüffeln von Klebstoffen, das Schnupfen von Kokain, das Rauchen von Cannabis oder die Heroinsucht in unserer Gesellschaft als großes Übel betrachtet, das es zu unterbinden gilt, während der Konsum von Nikotin bis vor kurzem als völlig akzeptables soziales Verhalten angesehen wurde und Tabakprodukte öffentlich zum Verkauf angeboten und – mittlerweile zwar eingeschränkt – beworben werden können?

Laut Schätzungen des United Nations Office on Drugs and Crime (UNODC) wird die Zahl der KonsumentInnen, die illegale Drogen konsumieren, auf rund 200 Millionen Menschen weltweit geschätzt. Konsumerfahrungen mit illegalen Drogen machen die ÖsterreicherInnen vor allem mit Cannabis (zirka 30 Prozent bei jungen Erwachsenen), Ecstasy, Kokain, Amphetaminen (zirka 2–4 Prozent) und Opiaten (1–2 Prozent). Im Jahr 2003 sind in Österreich 163 Personen an den Folgen von illegalem Drogenkonsum verstorben. Die Zahl der RaucherInnen wird von der Weltgesundheitsorganisation (WHO) mit etwa 1,4 Milliarden angegeben. Tabakkonsum gilt als die zweithäufigste Todesursache weltweit.
Seit mindestens fünf Jahrzehnten handelt es sich bei Tabakprodukten nicht mehr um so genannte „natürliche Genussmittel" oder gar um das „Naturprodukt" Tabak.

Doch Herstellung, Handel, Besitz und Konsum von Nikotin – ab ca. 50 mg tödlich für den Menschen – sind heute im Gegensatz zu Herstellung, Handel, Besitz und Konsum vieler anderer Substanzen gesellschaftlich akzeptiert und daher legal. Im Unterschied zum Konsum aller anderen Substanzen verzichtet man beim Tabakkonsum auch auf die Definition des Missbrauchs und unterscheidet nur gelegentlichen, regelmäßigen und abhängigen Konsum. Im frühen und späten Mittelalter stand der Tabakgebrauch zwar häufig unter Strafe – es gab in Europa bis nach Russland und Persien grausame Foltermethoden für TabakkonsumentInnen wie etwa die Folterkammer „Chambre du tabac" in der Schweiz –, diese Strafen waren aber selten von Gesundheitsbedenken motiviert; sie waren eher moralischer, fremdenfeindlicher oder wirtschaftlicher Natur.
Neben dem Alkoholkonsum zählt das Tabakrauchen mittlerweile weltweit zur größten Gesundheitsgefährdung durch Drogen. Diese beschränkt sich beim Tabak nicht nur auf das hohe Suchtpotenzial, das durchaus mit Kokain, Heroin, Aufputschmitteln (Amphetaminen) oder Morphin vergleichbar ist, sondern auch auf die im Rauch enthaltenen, Krebs erregenden und anderen gesundheitsschädigenden Substanzen.
Nikotin wirkt in kleinen Dosen anregend auf das Zentralnervensystem, in mäßigen Dosen lähmend, in höheren Dosen (50–100 mg) tödlich. Nikotin ist ein stark wirkendes Gift, da es die Nervenknoten (Anhäufung von Nervenzellen) des vegetativen Nervensystems blockiert. Reines Nikotin wurde daher früher als Pflanzenschutzmittel gegen Insekten (z. B. gegen Blattläuse) verwendet, da es für Pflanzen gut verträglich und zudem biologisch gut abbaubar ist. Aufgrund der hohen Toxizität

von Nikotin und wegen einiger Todesfälle besteht jedoch seit den 70er-Jahren ein Anwendungsverbot. Für kleine Kinder kann bereits das Verschlucken einer Zigarette tödlich sein.

Nikotin hat, wie harte Drogen, das Potenzial, Sucht zu erzeugen: Nikotin bewirkt eine körperliche wie psychische Abhängigkeit und verändert die Sinneswahrnehmung – den Geschmacks- und den Geruchssinn. 70–80 Prozent aller RaucherInnen gelten als nikotinabhängig. Bei Abstinenz treten als typische Symptome eine verminderte Frustrationstoleranz, Ärger, Angst und Aggressivität sowie Unruhe, Konzentrations- und Schlafstörungen auf. Gleichzeitig entsteht ein starkes Verlangen („Craving"), sich erneut eine Zigarette anzuzünden. Den meisten RaucherInnen ist es nicht bewusst, dass sie süchtig sind. Je nach Sorte, Anbaubedingung und Anbauland kann Tabak 0,1–7 Prozent Nikotin enthalten. Die Zigaretten auf dem deutschen Markt haben einen Nikotingehalt von 0,5–2 Prozent.

Aus internen Dokumenten von British American Tobacco (BAT) geht hervor, dass der Tabakindustrie die enge Verwandtschaft zwischen der Sucht nach Nikotin und anderen Süchten schon lange bewusst ist: etwa der Umstand, dass Nikotinsucht eine der Süchte darstellt, die am schwierigsten zu überwinden sind, oder dass es einen hohen RaucherInnenanteil unter Drogengebrauchern und Alkoholkranken gibt. Einige Tabakkonzerne wie z. B. PHILIP MORRIS verkaufen neben Tabakprodukten auch alkoholische Getränke.

Die Dokumente der Tabakindustrie geben sogar Aufschluss darüber, warum die Droge Nikotin von so vielen Menschen angenommen wird. Im Zusammenhang damit steht der Ritus des Rauchens: Andere Drogen werden

eher im Geheimen oder nur in kleinen Zirkeln konsumiert, oft um negativen Stress abzubauen, Nikotin jedoch kann jederzeit in der Öffentlichkeit aufgenommen werden – auch bei gesellschaftlichen Anlässen –, da es sich um eine sozial akzeptierte Substanz handelt. Und gerade diese Kopplung des Rauchens mit angenehmen Situationen (Rauchen in Gesellschaft, nach dem Essen, auf Partys usw.) ist bedeutsam für das Genussempfinden beim Rauchen. Auch die Art der Einnahme von Nikotin ist in unserer Gesellschaft akzeptierter als zum Beispiel die Einnahme von Tabletten oder die Verabreichung intravenöser Drogen. Was als weiterer positiver Aspekt wahrgenommen wird, ist die Tatsache, dass Nikotin die KonsumentInnen nicht wie die meisten Drogen in drastischer Weise beeinträchtigt, sondern weiter sozial normal funktionieren lässt.
Erst langsam macht sich ein Umdenken in unserer Gesellschaft bemerkbar, sodass Rauchen als das angesehen wird, was es ist – als Drogensucht. Beim siebenten European Health Forum in Bad Gastein (2004) wurde das Rauchen als „Europas größtes Suchtproblem" thematisiert. Neueste Ergebnisse aus der Hirnforschung untermauern dies ebenfalls: Computertomografische Untersuchungen ergaben, dass Nikotin dieselbe Hirnregion stimuliert wie andere Drogen, nämlich das so genannte Belohnungssystem. Dabei handelt es sich um tief liegende, komplexe neuronale Schaltkreise. Alle Phasen von Sucht – vom Rausch bis zum Rückfall, vom „Kick" bis zum „Craving" – spielen sich in diesem Hirnareal ab. Das Belohnungssystem hilft dem Organismus, biologisch gesehen, das Richtige zu tun, um zu überleben und sich fortzupflanzen – es verbindet lebenswichtige Vorgänge wie Essen, Trinken und Sex mit einem

Lustgefühl, indem von den Nervenzellen Botenstoffe, vor allem Dopamin, ausgeschüttet werden. Drogen wie Nikotin, Kokain, Opiate, Cannabis und Alkohol stören diesen Mechanismus so, dass mehr freies Dopamin übrig bleibt. Die Aufnahme von Nikotin steht daher mit einer wohligen Empfindung im Belohnungssystem des Gehirns in Zusammenhang: Beim Rauchen belohnt sich der Mensch ebenso wie bei der Ausführung existenzieller Tätigkeiten. Eine Zigarette kann RaucherInnen daher ähnlich beglücken wie ein Kuss oder ein gutes Essen. Diese „Belohnung" wird direkt mit der Tätigkeit des Rauchens in Verbindung gebracht. Durchschnittliche RaucherInnen (ca. 7.000 Zigaretten/Jahr) wiederholen ständig die Erfahrung, dass Rauchen eine beglückende Tätigkeit ist. Da sich dies tief im Unterbewusstsein einprägt, entsteht ein so genanntes „Suchtgedächtnis", das sich praktisch lebenslang in den Strukturen des Belohnungssystems einprägt – dieses wird aktiv, wenn der Spiegel an wirksamen Substanzen im Belohnungssystem sinkt. Dieses Verlangen nach einer neuen Dosis kann sogar dann wieder erwachen, wenn man andere Menschen rauchen sieht.
Doch kaum werden solche Überlegungen laut, wird auch die Tabakindustrie schon wieder aktiv: Sie befürchtet, Tabakprodukte könnten von anderen Produkten wie Marihuana vom Markt verdrängt werden. Die Überlegungen der Tabakindustrie zu Marihuana gehen aus einem Dokument mit der Überschrift „Technology" hervor:

> „... IF MARIJUANA IS LEGALIZED, WILL TOBACCO GIVE ENOUGH OF A HIGH BY ITSELF TO COMPETE? ... WILL MIXTURE OF ADDICTIVE NICOTINE AND NON-ADDICTIVE THC CAUSE ADDICTIVE USE OF THE

HALLUCENOGEN ALSO? ... WHAT TYPE MARIJUANA AND TOBACCO PRODUCTS MIGHT BE PRODUCED, IF, IF - - -? ... WILL SUCH A PRODUCT CAUSE A CUTDOWN IN SMOKING?"

(„... WENN MARIHUANA LEGALISIERT WIRD, WIRD TABAK DANN SELBST GENÜGEND HIGH MACHEN, UM KONKURRENZFÄHIG ZU BLEIBEN? ... WIRD DIE MISCHUNG AUS SÜCHTIG MACHENDEM NIKOTIN UND NICHT SÜCHTIG MACHENDEM THC BEWIRKEN, DASS ES AUCH ZUR SUCHT ERZEUGENDEN NUTZUNG VON HALLUZINOGENEN KOMMEN WIRD? ... WELCHE ART VON MARIHUANA- UND TABAKPRODUKTEN KÖNNTEN PRODUZIERT WERDEN, WENN, WENN - - -? ... WIRD EIN SOLCHES PRODUKT EINEN RÜCKGANG DES RAUCHENS BEWIRKEN?")

Daher gibt es, wie ebenfalls den internen Dokumenten zu entnehmen ist, schon längst Überlegungen, eine alternative Produktlinie aus Cannabis auf den Markt zu bringen. Brown & Williamson gab zu diesem Zweck eine Analyse über die möglichen Zukunftsperspektiven in Auftrag. Ein Auszug daraus:

> *„... ‚(The tobacco companies) have the land to grow it, the machines to roll it and package it [and] the distribution to market it' ... In fact, some firms have registered trademarks, which are taken directly from marijuana street jargon. These tradenames are used currently on little known legal products, but could be switched if and when marijuana is legalized. Estimates indicate that the market in legalized marijuana might be as high as $ 10 billion annually ..."*

(„... ‚(Die Tabakgesellschaften) verfügen über das Land, um es anzupflanzen, über die Maschinen, um es zu rollen und zu verpacken, [und] über den Vertrieb, um es zu vermarkten' ... Tatsächlich haben einige Firmen registrierte Handelsmarken, die direkt aus dem Marihuana-Straßenjargon kommen. Diese Markennamen werden derzeit für wenig bekannte legale Produkte verwendet, könnten aber übertragen werden, falls bzw. wenn Marihuana legalisiert werden sollte. Schätzungen gehen davon aus, dass der Markt für legalisiertes Marihuana rund 10 Milliarden Dollar jährlich ausmachen könnte ...")

Die Angst der Tabakindustrie, die Pharmaindustrie könnte ein gleichermaßen effizientes „Genussmittel" herstellen und vermarkten, jedoch ohne oder mit nur minimaler Gesundheitsschädigung, war schon in den 60er-Jahren enorm, sodass die Tabakindustrie nahe daran war, sich in eine Psychopharmaindustrie zu verwandeln!

Der Ex-Generaldirektor BEPPO MAUHART von der Austria Tabak äußerte sich in einer APA-Presseaussendung aus dem Jahr 1992 wie folgt:

„... Die WHO [World Health Organization] träume von einer rauchfreien Gesellschaft, die Anfang des nächsten Jahrhunderts erreicht werden solle. Es ist jener Traum, den auch die Drogenmafia träumt ... wenn Genussmittel aus der Mode kommen, werden sie durch neue ersetzt."

Literatur

Action for smoking and health & Imperial Cancer Research Fund, The safer cigarette: what the tobacco industry could do ... and why it hasn't done it. A survey of 25 years of patents for innovations to reduce toxic and carcinogenic chemicals in tobacco smoke (London 1999)

Bates/Jarvis/Connolly, Tobacco additives. Cigarette engineering and nicotine addiction. Action on Smoking and Health (London 1999)

Deutsches Krebsforschungszentrum (Hrsg.), Passivrauchen – ein unterschätztes Gesundheitsrisiko (Heidelberg 2005)

Deutsches Krebsforschungszentrum (Hrsg.), Die Tabakindustriedokumente I: Chemische Veränderungen an Zigaretten und Tabakabhängigkeit (Heidelberg 2005)

Deutsches Krebsforschungszentrum (Hrsg.), Gesundheit fördern – Tabakkonsum verringern. Handlungsempfehlungen für eine wirksame Tabakkontrollpolitik in Deutschland (Heidelberg 2002)

Doll/Peto/Boreham et al., Mortality in relation to smoking: 50 years' observations on male British doctors. British Medical Journal, 328, 1519–1527 (2004)

Ferrence/Slade/Room/Pope (Hrsg.), Nicotine and Public Health, American Public Health Association (Washington DC 2000)

Ginzel, A quantitative estimate of exposure of active and passive smokers to chemicals in cigarette smoke, in: The Global War. Proceedings of the Seventh World Conference on Tobacco and

Health, Durston/Jamrozik (Hrsg.), 430–434, Health Department of Western Australia (1990)

Ginzel, Food from tobacco. A well kept secret. Priorities (American Council on Science and Health), 45–46 (1992)

Glantz/Slade/Bero/Hanauer/Barnes, The Cigarette Papers, University of California Press (Berkeley/Los Angeles 1996)

Grüning/Gilmore/McKee, Tobacco Industry Influence on Science and Scientists in Germany, American Journal of Public Health, Vol. 96: 20–32, No. 1. (January 2006)

Hirayama, Non-smoking wives of heavy smokers have a higher risk of lung cancer: a study from Japan, in: British Medical Journal 282 (17. 1. 1981) 183

Hoffmann D./Hoffman I., The changing cigarette, 1950–1995, J. Toxicol. Environmental Health 50: 307–364 (1997)

Kluger, Ashes to Ashes – America's Hundred-Year Cigarette War, the Public Health, and the Unabashed Triumph of Philip Morris (New York 1997)

Koolman/Moeller/Röhm (Hrsg.): Kaffee, Käse, Karies ... Biochemie im Alltag (Weinheim 2003)

Ludwig, Geheime Gesandte, Der Spiegel 23/2005

Ludwig, Im Würgegriff der Tabakindustrie, Der Spiegel 49/2005

Merckel/Pragst, Abschlussbericht Tabakzusatzstoffe, im Auftrag des Bundesamtes für Gesundheit (BAG) der Schweiz (August 2005)

Pankow/Tavakoli/Luo/Isabelle, Percent Free Base Nicotine in the Tobacco Smoke Particulate Matter of Selected Commercial and Reference Cigarettes, Chem. Res. Toxicol., 16 (8), 1014–1018 (2003)

Pötschke-Langer/Schulze/Klein, Zusatzstoffe in Tabakprodukten – neue Erkenntnis oder altes Wissen?, in: Batra,

Rauchen – eine Abhängigkeit wie jede andere? Kohlhammer, Stuttgart, 66–82 (2005)

Slovic (Hrsg.), Smoking-Risk, Perception & Policy (Sage 2001)

US Department of Justice, United States of America (Plaintiff) v. Philip Morris Inc. et al. (Defendants), United States final proposed findings of fact. Civil Action No. 99-CV-02496 (GK), Redacted for public filing (2004)

von Gernet, Origins of Nicotine Use and the Global Diffusion of Tobacco, in: Ferrence/Slade/Room/Pope (Hrsg.), Nicotine and Public Health, American Public Health Association (Washington DC 2000)

Interessante Links:

http://aerzteinitiative.at
http://arte-tv.com
http://ash.org.uk
http://bag.admin.ch
http://cdc.gov
http://dkfz.de
http://epa.gov
http://europa.eu.int
http://ftc.gov
http://gasp.org
http://globalink.org
http://www.lextoday.de
http://philipmorrisinternational.com
http://pubs.acs.org
http://rechnungshof.gv.at
http://tabakkontrolle.de
http://tc.bmjjournals.com
http://tobacco.neu.edu
http://tobacco.who.int
http://tobaccofreekids.org
http://who.dk
http://who.int

Interne Dokumente und Werbesujets:

http://bat.library.ucsf.edu/
http://cdc.gov/tobacco/industrydocs/index.htm
http://legacy.library.ucsf.edu/
http://roswell.tobaccodocuments.org/pollay/dirdet.cfm
http://tobaccodocuments.org/
http://tobaccodocuments.org/landman/
http://tobaccodocuments.org/pollay_ads/
http://usdoj.gov/civil/cases/tobacco2/

Renate Burger
ist Kommunikationswissenschafterin, Historikerin und Sachbuchautorin. Sie ist Geschäftsführerin der Firma Gesundheitsmanagement, deren Schwerpunkt in der umfassenden Planung und Umsetzung von EU- und Großprojekten im Gesundheitsbereich liegt. Sie ist Nichtraucherin.

Keyvan Davani

ist einer der führenden Experten für die Problematik der Produkthaftung der Tabakindustrie in Europa. Seine Selbstmotivationsseminare für RaucherInnen (www.smokereality.com) unterstützen, durch die „Entzauberung" der Zigarette, die Auflösung des inneren Willenskonflikts und ermöglichen die Befreiung von Sehnsuchtsgefühlen und Verlangen nach der „einen" Zigarette. Er war jahrelang Raucher.

Konzeptuelle Beratung:
Elisabeth Kopf
ist Kommunikationsdesignerin in Wien. Sie ist/war Ex-, Luft- und Kettenraucherin. (www.luftzigarette.com)